ABNEHMEN MIT KETO IM BERUFSALLTAG

Effektiv Gewicht verlieren in Rekordzeit durch die Ketogene Ernährung. Schnelle Rezepte zum Zeit sparen – Gesunde Meal Prep Gerichte zum Mitnehmen

Originale Erstauflage: Dezember 2019

Achtung, Gratis-Bonusheft!

Mit dem Kauf dieses Buches haben Sie ein kostenloses Bonusheft erworben. Dieses steht nur eine begrenzte Zeit zum Download zur Verfügung. Alle Informationen, wie Sie sich schnell das gratis Bonusheft sichern können, finden Sie am Ende dieses Buches.

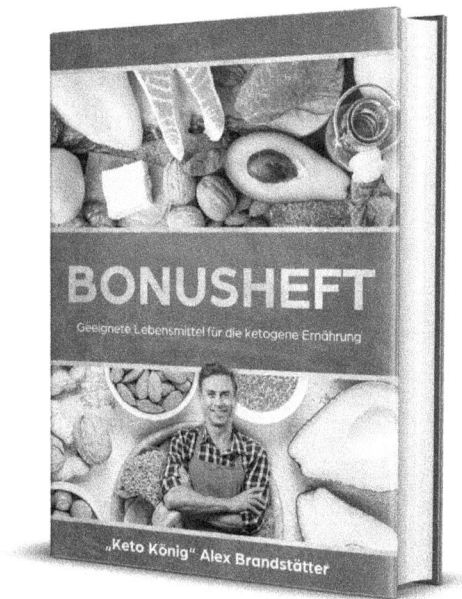

Inhalt

Einleitung

In einer Zeit, in der Diäten, alternative Ernährungsformen sowie Ernährungsumstellungen so populär sind wie noch nie, fällt der Überblick oftmals schwer. Doch bei einem angemessenen Wissensstand gehen die Herausforderungen von dannen und es steht nur noch eine Handvoll wirklich geeigneter und auf lange Sicht gesunder Ernährungsweisen zur Verfügung. Unter diesen erlesenen Ernährungsformen befindet sich die ketogene Ernährung. Während Formen wie Low-Carb, die HCG-Diät und die Blutgruppendiät als Beispiele ihre Schwächen haben und deren Nutzen sowie der Mehrwert für die Gesundheit hinterfragt werden kann, steht die Keto-Ernährung wie ein Fels in der Brandung da. Es handelt sich bei der Keto-Ernährung um eine ideale Lösung für Menschen in den verschiedensten Lebenslagen.

Dabei geht diese Ernährungsform über den bloßen Anwendungsbereich von Diäten sehr weit hinaus. So entpuppt sich die ketogene Ernährung als effektives Mittel zur Steigerung der geistigen und körperlichen Leistungsfähigkeit sowie einer Verbesserung des allgemeinen Erscheinungsbildes. Exakt an dieser Stelle sind wir beim Schwerpunkt dieses Buches angekommen, nämlich bei der Keto-Ernährung für Berufstätige. Denn, wo Begriffe wie Leistungsfähigkeit und Erscheinungsbild anklingen, werden Personen, die beruflich Erfolg haben möchten, hellhörig.

Mit besseren Leistungen und einem größeren Wohlbefinden im eigenen Körper – was die Keto-Ernährung beides ermöglicht – ist der Grundstein für eine positive Entwicklung im Job gegeben. Gesundheit und Fitness machen Sie ausdauernder und haben zur Folge, dass Sie dem Stress des Berufsalltags besser gewachsen sind oder diesen sogar komplett umgehen. So sind Sie der Vielzahl an in Frage kommenden Herausforderungen wesentlich besser gewachsen und profitieren von einer guten Work-Life-Balance. Dies lässt Sie mit Ihrer neu gewonnenen und positiven Ausstrahlung Ihren Lebens- und Berufsweg konsequent und maximal erfolgreich beschreiten.

Das klingt zu malerisch? Keineswegs!

Tatsächlich liegt nämlich alles in Ihrer Hand und Sie entscheiden, welchen Weg Sie gehen. Dieses Buch sieht sich nicht als ein Karriereratgeber oder ein Persönlichkeitsentwickler. Sicher sind dies zwei Punkte, die durchaus durch eine disziplinierte Ernährungsumstellung positiv beeinflusst werden. Allein schon die veränderte Hormonausschüttung durch eine gesunde und vollwertige Ernährung lässt positive Auswirkungen auf den Charakter und dessen Eigenschaften naheliegen. Doch im Vordergrund dieses Buches steht natürlich das Thema Keto-Ernährung. Diese hat erwiesenermaßen eine umfangreiche Wirkung auf den Körper. Sie können im Laufe dieses Buches entscheiden, was Sie mit den gewonnenen Erkenntnissen machen. Aber den

Nutzen der ketogenen Ernährung werden Sie nicht abstreiten können, während wir uns Schritt für Schritt durch den Spezialfall der ketogenen Ernährung für Berufstätige hindurcharbeiten werden.

Dabei warten auf Sie an erster Stelle die Grundlagen zur ketogenen Ernährung. Obwohl Sie möglicherweise schon mit der ketogenen Ernährung vertraut sind, lohnt sich zum Einstieg ins Thema und, um sämtliche Kapitel nachvollziehen zu können, nochmals ein kompakter Überblick über die Keto-Ernährung, ihre Regeln und wichtige Eigenschaften. Nach diesem kompakten Überblick erwartet Sie ein Kapitel, welches den Nutzen einer solchen Ernährungsform speziell für Berufstätige beleuchtet. Hier erhalten Sie die Fakten und den Mehrwert sehr transparent anhand von Studien belegt und minutiös erklärt, um die Vorteile richtig einordnen zu können. Doch dort, wo es Vorteile gibt, sind Nachteile ebenso möglich. Dementsprechend werden Sie über die wenigen Hürden und den Umgang mit diesen im Rahmen der ketogenen Ernährung aufgeklärt. In den Folgekapiteln erwartet Sie noch mehr Bezug zu dem Berufsalltag mit reichlich Infos zu den einzelnen Berufsgruppen. Hier erhalten Sie im gleichen Zuge Tipps für eine gelungene Umsetzung. Dazu gehören in einem separaten Kapitel zahlreiche Ratschläge, wie Sie die Keto-Ernährung erfolgreich umsetzen, wenn Sie selbst nur selten kochen. Zu guter Letzt erwarten Sie Rezepte, damit Sie sich direkt in der Praxis versuchen; Rezepte, die optimal auf die Keto-Ernährung abgestimmt sind.

Außerdem gibt es, wie bereits erwähnt, zu diesem Buch einen Gratis-Bonus zum Download. Darin enthalten finden Sie zahlreiche vertiefende Tipps und weiterführendes Wissen zu den besten Lebensmitteln für eine ketogene Ernährung und wie man diese am besten einsetzt. Alle Hinweise zum Download des Bonusmaterials finden Sie am Ende dieses Buches. Im Text finden sich außerdem an einigen Stellen Verweise – dazu finden Sie URL-Angaben im Quellenverzeichnis am Schluss des Buches, die Sie zu Internetseiten mit nützlichen weiteren Informationen zum jeweiligen Thema führen.

Das Programm steht, Ihr Mehrwert wurde kurz angedeutet und nun ist die Zeit reif, direkt einzusteigen und in die Tiefe zu gehen. Viel Spaß dabei!

Kurz und kompakt: Die Keto-Ernährung und ihre Grundlagen

Begutachten wir zu Beginn die Keto-Ernährung und ihre Grundlagen, um einen Stand zu schaffen, von dem aus das gesamte Buch verständlich und praktisch umsetzbar wird. Sollten Sie bereits mit der ketogenen Ernährung vertraut sein und deren Regeln kennen, dürfen Sie selbstverständlich dieses Kapitel überspringen und mit dem zweiten Kapitel anfangen. Das zweite Kapitel schafft nämlich den direkten Bezug zum beruflichen Alltag und erklärt Ihnen anhand wissenschaftlich fundierter Studien, wieso die ketogene Ernährung für Berufstätige einen Gewinn darstellt. Dieses erste Kapitel aber verweilt bei den Grundlagen: Funktionsweise & Regeln, Zyklen, Kalorienbilanz, Lebensmittelauswahl. Sollte einer dieser Stichpunkte bei Ihnen Zweifel oder Fragen auslösen, dann ist empfohlen, das erste Kapitel aufmerksam durchzugehen. Sind Ihnen hingegen all diese Punkte klar, dann sehen wir uns beim zweiten Kapitel wieder!

Punkt #1: Die Funktionsweise und die Regeln der ketogenen Ernährung

Die ketogene Ernährung funktioniert nach dem Prinzip der **strengen Limitierung der Kohlenhydratzufuhr**. Doch allein diese Umschreibung wird der Keto-Ernährung nur bedingt gerecht. Denn bei der Keto-Ernährung sind die Kohlenhydrate auf ein streng definiertes Maximalmaß beschränkt, welches bei 50 Gramm täglich liegt. Einige Quellen gehen sogar noch weiter und setzen 30 Gramm täglich als definierte Maximalmenge (foodpunk.de) an. Doch wissenschaftlich ist dies nicht fundiert. Somit ist es völlig ausreichend und zielführend, mit **50 Gramm Kohlenhydraten täglich** zu arbeiten.

„Nun gut …", könnten Sie nun denken, „aber gibt es mit der Low-Carb-Ernährung nicht bereits so etwas?"

Die Antwort darauf ist eine Verneinung. Denn die Low-Carb-Ernährung limitiert zwar die Kohlenhydrate, aber erlaubt bis zu 120 oder 130 Gramm täglich. Somit entgehen der Low-Carb-Ernährung essenzielle Aspekte, die die Funktion der Keto-Ernährung sehr charakteristisch prägen und erfolgreich machen: Die **Ketose** und der **Fettstoffwechsel**.

Die Ketose tritt nach wenigen Tagen ein

Nach bereits wenigen Tagen eintretend, sorgt die Ketose dafür, dass im Körper **aus dem gespeicherten Fett Ketone gewonnen** werden. Diese Ketone stellen dem Körper als Alternative zum fehlenden Zucker Energie zur Verfügung. Wie Sie im anschließenden Kapitel erfahren werden, ist die aus den Ketonkörpern gewonnene Energie sogar in vielerlei Hinsicht bedeutend **effizienter für den Körper.** Mit der Ketose markiert der Körper den Übergang zum Fettstoffwechsel.

Der Fettstoffwechsel als große Veränderung

Eine große Veränderung, die die Keto-Ernährung bei konsequenter und korrekter Umsetzung mit sich bringt, ist der Fettstoffwechsel. Normalerweise befindet sich unser Körper – der Normalfall meint hier einen Kohlenhydratkonsum von über 50 Gramm täglich – im Kohlenhydratstoffwechsel. Die Fette werden erst dann angegangen, wenn die Kohlenhydratspeicher leer sind oder im Falle längerfristiger starker Belastungen bereits vorher. Unser **Körper ist es gewohnt, Kohlenhydrate zu verwerten.** Bei einer Umstellung auf den Fettstoffwechsel kommt auf den Körper eine starke Veränderung zu, die sich vielfach bemerkbar macht. Es kann zur sogenannten Keto-Grippe mit Kopfschmerzen, Übelkeit, Durchfall und vielen weiteren unbedenklichen, aber unangenehmen, Begleiterscheinungen kommen. Diese Erscheinungen treten während des Übergangs in die Ketose ein, in der der Körper auf den Fettstoffwechsel umstellt. Ist diese Umstellung vorbei, was bereits spätestens vier Tage nach Beginn der Keto-Ernährung (8fit.com) der Fall sein dürfte, befindet sich Ihr **Körper im Fettstoffwechsel.**

Die Vorteile des Fettstoffwechsels

Da Sie im zweiten Kapitel die Vorzüge des Fettstoffwechsels genauestens erklärt bekommen, stimmt Sie an dieser Stelle lediglich die folgende Aufzählung auf die Keto-Ernährung ein:

▶ Beschleunigte Fettverbrennung

▶ Effizientere Energiegewinnung für den Körper

▶ Verbesserte physische sowie mentale Leistungsfähigkeit

▶ Entzündungshemmendes Potenzial

Nährstoffverteilung im Rahmen einer ketogenen Ernährung

Eine weitere wichtige Regel in der Keto-Ernährung ergibt sich aus der **Nährstoffzufuhr.** Diese schreibt neben den maximal 50 Gramm Kohlenhydraten pro Tag folgende Aufteilung vor: **75 % Fette und 20 bis 25 % Proteine.**

Da der Fettstoffwechsel das Ziel ist, benötigt der Körper reichlich Fette als Energielieferanten. Deswegen ist die Fettzufuhr mit 75 % Anteil an der Ernährung angesetzt. Außerdem gibt es eine weitere wichtige Begründung dafür, weswegen Proteine einen Anteil von 20 bis 25 % an der täglichen Ernährung nicht überschreiten sollten:

> Halten Sie die Nährstoffverteilung von 75 % Fetten und 20 bis 25 % Proteinen nicht ein und es entsteht auf Seiten der Proteine ein deutliches Übergewicht, dann riskieren Sie, aus dem Fettstoffwechsel in den Kohlenhydratstoffwechsel hinauszugleiten. Denn der Körper ist in der Lage, aus bestimmten Aminosäuren – Bestandteile von Proteinen – Zucker zu gewinnen. Diesen Prozess mit dem Namen **Glukoneogenese** werden Sie in Kapitel 2 noch genauestens Kennenlernen.

Darin liegt die Nährstoffverteilung der ketogenen Ernährung begründet. Dabei heißt es 20 bis 25 % Proteine, da ein paar Prozent den Kohlenhydraten verbleiben, die immerhin mit bis zu 50 Gramm über 200 Kalorien Anteil an der Nährstoffverteilung haben dürfen.

Achten Sie also immer darauf, woraus sich die Lebensmittel zusammensetzen, und bedenken Sie **folgende Nährwertangaben für die einzelnen Energie spendenden Makronährstoffe:**

▶ 1 Gramm Kohlenhydrate liefert 4,3 Kalorien

▶ 1 Gramm Eiweiß bringt ebenfalls 4,3 Kalorien mit sich

▶ 1 Gramm Fett spendet 9,1 Kalorien

Da Fette mehr Kalorien liefern, müssen Sie bei der Planung Ihrer Nährstoffverteilung zunächst den **Gehalt der Nährstoffe in den Lebensmitteln in Prozente umrechnen**, um den Anteil richtig zu dosieren. Sollten Sie sich um einige Prozente verrechnen, macht dies selbstverständlich nichts aus. Kleinere Abweichungen lassen sich ohnehin nicht verhindern.

Punkt #2: Zyklisch ketogen ernähren

So sehr von einer konsequenten und korrekten Ausführung der Keto-Ernährung gesprochen wird, bedeutet dies keineswegs, sich lebenslang jeden Tag maximal 50 Gramm Kohlenhydrate zuzuführen. Zum einen gibt es nämlich keine wissenschaftlichen Nachweise über eine lebenslange ketogene Ernährung, weil diese mutmaßlich bisher niemand ein Leben lang durchgeführt hat. Zum anderen ist es ohnehin **empfohlen, jede Woche mindestens einen Refeed-Day und maximal zwei Refeed-Days einzulegen.** Dies sind Tage, an denen die Kohlenhydratzufuhr hochgeschraubt wird. Unterziehen wir diese beiden Punkte—eine lebenslange ketogene Ernährung und die Refeed-Days – einer kleinen Erörterung.

Macht lebenslang ketogen Sinn?

Ob die ketogene Ernährung lebenslang Sinn macht, lässt sich nicht pauschalisieren. Die Frage ist nämlich zugleich, was lebenslang bedeuten würde. Gehen wir davon aus, Sie würden von heute an anfangen, sich ketogen zu ernähren. Nun tun Sie dies bis an Ihr Lebensende, während Sie wöchentlich ein bis zwei Tage mit normaler Kohlenhydrat-Zufuhr als Refeed-Days einbauen. Grundsätzlich ist dies ein absolut realistisches Szenario. Die Refeed-Days lassen Sie in den Genuss von Kohlenhydraten kommen und an den restlichen Tagen ernähren Sie sich nach ketogenen Regeln, wobei Sie **nach wie vor einen Zugriff auf eine große Lebensmittelvielfalt** haben. Also ist eine Keto-Ernährung lebenslang tatsächlich gut umsetzbar. Da diese Ernährungsform aber erst seit einigen Jahrzehnten bekannt und seit wenigen Jahren massentauglich ist, gibt es dazu noch keine Berichte, die auf die Auswirkungen einer lebenslangen Keto-Ernährung schließen lassen würden. Somit hat die Wissenschaft an dieser Stelle womöglich einen Schwachpunkt. Aber es gibt offenkundig keinen Grund, anzuzweifeln, dass die erwiesenen Vorteile der ketogenen Ernährung bei einem lebenslangen Fettstoffwechsel das Leben gesundheitlich bereichern.

Vorsicht ist jedoch bei Schwangeren geboten: Aufgrund der Ungewissheit ob der Auswirkungen auf das heranwachsende Baby, bei welchem sich Organe und Strukturen bilden müssen, **raten viele Mediziner hier zu einer Ernährung, die Kohlenhydrate in einem angemessenen Anteil** – die deutsche Gesellschaft für Ernährung (DGE) empfiehlt 60 % – beinhaltet. Wiederum einzelne Mediziner raten Schwangeren, die sich bereits vor der Schwangerschaft ketogen ernährten, dabei zu bleiben. Es solle lediglich von Umstellungen während der Schwangerschaft abgesehen werden.

Wozu sind die Refeed-Days da?

Damit der Körper die Verwertung von Kohlenhydraten nicht verlernt, gibt es die Refeed-Days. Diese stellen aber in keinem Fall ein Pendant zu den sogenannten Cheat-Days von Bodybuildern oder anderen Personen- sowie Sportlergruppen dar! Bei den Refeed-Days handelt es sich um **Tage, an denen der Kohlenhydratkonsum die 50 Gramm zwar auf eine beliebige Menge überschreitet**, aber nach wie vor die gesunde Ernährung beibehalten wird. Mit „gesund" ist hierbei gemeint, dass die Kohlenhydrate aus naturbelassenen Produkten sind, keine Fertigwaren ausgewählt werden und kein Industriezucker zugesetzt ist. Zudem soll die Wahl bevorzugt auf Kohlenhydrate fallen, die eine komplexe Struktur haben: Also **Vollkornprodukte und Gemüse** als Beispiel. Denn komplexe Kohlenhydrate werden nicht wie zuckerhaltige Lebensmittel schnell in die Blutbahn gegeben und führen demzufolge nicht zu Blutzuckerschwankungen. Stattdessen **spenden komplexe Kohlenhydrate langfristig Energie und vermeiden Heißhungerattacken.**

Auch der Konsum von Weizen-Produkten ist nicht ratsam, wenn am Ende des Tages eine gesunde Ernährung das Resultat sein soll. Denn heutzutage ist vieles vom Weizen genmanipuliert und auf den höchsten Ertrag gezüchtet. Zahlreiche Theorien weisen in die Richtung, entsprechende Produkte könnten negative Auswirkungen auf die Psyche haben. Dies ließe sich einerseits mit der Entzündung von Nervenleitbahnen sowie mit der Wirkung auf Bakterien im Darm, die unsere Psyche ebenfalls beeinflussen, erklären. **Quintessenz: Wenn Weizen, dann am besten Bio-Produkte.** Wenn kein Weizen, dann auf Vollkorn-Produkte setzen.

Ein Auslassen der Refeed-Days wäre gesundheitlich kontraproduktiv. So soll der menschliche Körper regelmäßig eine größere Menge an Kohlenhydraten zugeführt bekommen, damit…

▶ die Verwertung von Kohlenhydraten nach wie vor einwandfrei funktioniert!

▶ ausreichend Mucus-Schicht für Knochen, Knorpel und Gelenke gebildet wird!

▶ eventuell unbekannte negative Auswirkungen auf Hormone und Organe verhindert werden!

Die Refeed-Days stellen somit sicher, dass der Körper zwischendurch sicherheitshalber einen Kohlenhydrat-Schub erhält. So wird eine höhere gesundheitliche Unbedenklichkeit erreicht. Denn all den Vorteilen des Fettstoffwechsels zum Trotz, ist es **vernünftig, sich gegen eventuell unerforschte Negativeffekte abzusichern.** Da durch die Refeed-Days der Körper nicht aus dem Fettstoffwechsel gleitet, erweisen sie sich somit als sehr kompatibel mit der Keto-Ernährung – vorausgesetzt, es finden maximal zwei Refeed-Days pro Woche statt.

Punkt #3: Die Kalorienbilanz muss den Zielen angepasst werden

Die Energie, die der Mensch zu sich nimmt, wird in Kalorien (im englischen Sprachraum Joule) angegeben. Vollständig korrekt heißt es Kilokalorien bzw. Kilojoule, doch in der Umgangssprache sowie in zahlreichen Quellen verzichtet man darauf. Wichtig ist, dass Sie – ob es nun als Kalorie oder Kilokalorie angegeben wird – auf die entsprechende Zahl achten. Unter anderem diese muss bei den meisten Lebensmitteln aus Regalen angegeben werden (www.bundesregierung. de). Bei Frischware wie Brot aus der Bäckerei, Fleisch aus der Metzgerei oder aber Käse von der Frischtheke ist dies nicht der Fall. Hier stehen Ihnen ersatzweise zur Information Quellen im Internet zur Verfügung. **Sobald Sie die Kalorien bei Ihren Nahrungsmitteln im Blick haben, passen Sie diese an Ihre Ziele an.** Doch was sind Ihre Ziele?

Es gibt drei Möglichkeiten: Abnehmen, Gewicht halten oder zunehmen

Wenn Sie abnehmen möchten, sprechen wir von einer **Keto-Diät**. In diesem Fall **nehmen Sie weniger Kalorien zu sich, als Sie verbrennen**. Dadurch, dass mehr verbrannt wird, muss der Körper Reserven anzapfen. Dies sind die Fettreserven, die im Rahmen einer ketogenen Ernährung mit Fettstoffwechsel umso effektiver angezapft werden. So nehmen Sie an Gewicht ab.

Ist Ihr Ziel, das Gewicht zu halten, dann nehmen Sie so viele Kalorien zu sich, wie Sie verbrennen. Dadurch sind Sie weder im Defizit noch im Überschuss unterwegs, sondern weisen stattdessen eine neutrale Kalorienbilanz auf.

> Exakt die Kalorien zu sich zu nehmen, die man verbrennt, ist schwer möglich, da der Kalorienverbrauch selbst mit ausgefeilten Messmethoden nicht genau bestimmt werden kann. Aber es lassen sich Schätzungen errechnen. Zudem können Sie den Gewichtsverlauf auf der Waage beobachten, wodurch eine annähernd neutrale Kalorienbilanz erreicht wird. Dadurch halten Sie das Gewicht.

Zu guter Letzt gibt es die Variante der **Zunahme**. Dies passiert, wenn Sie **mehr Kalorien über die Ernährung zu sich nehmen, als Sie verbrennen**. Eine solche Kalorienbilanz entsteht bei der Mehrheit der Menschen unfreiwillig, was zu Übergewicht und einem erhöhten Risiko für verschiedene Krankheiten führt. Allerdings gibt es ebenso bei Sportlern einen Kalorienüberschuss, der wiederum gewollt ist. Dies ist insbesondere bei Kraftsportarten der Fall. Hier dient der Überschuss dem Aufbau von Muskulatur, wobei sich im gleichen Atemzug ein höherer Fettanteil bildet. Dieser wird mit einer anschließenden Diät zurückgebildet, wobei die Muskulatur durch das wegschmelzende Fett besser zum Vorschein tritt.

Mittlerweile gewinnt die Keto-Ernährung sogar bei Sportlern an Popularität. Hier hat sie sich bereits **einen Namen als anabole Diät gemacht, die Fett ab- und zugleich Muskeln aufbauen soll**. Der gleichzeitige Fettabbau und Muskelaufbau ist ein Szenario, welches im Sport von vielen Personen angezweifelt wird, da es als höchst schwer erreichbar gilt und von einigen sogar für unmöglich befunden wird. Da die ketogene Ernährung hier neue Perspektiven eröffnet, genießen Sie den Vorteil, wenn Sie als Ausgleich zum Beruf Sport treiben, zusätzlich von einem Muskelaufbau zu profitieren. Dies lindert klassische Rückenschmerzen im Falle von Bürojobs und stellt besser auf körperliche Herausforderungen des Alltags ein. Darauf wird in Kapitel 5 *Tipps zur praktischen Umsetzung* genauer eingegangen.

Sie wissen nun, dass es drei Möglichkeiten gibt, die Entwicklung Ihres Körpergewichts voranzutreiben. Dabei erweist sich die Keto-Ernährung in sämtlichen Fällen als wirkungsvoll – ob Diäten, Überschüsse oder das Halten des Gewichts – da Sie auf eine hochwertige Lebensmittelauswahl setzt und für die Achtsamkeit gegenüber der Kalorienbilanz sensibilisiert.

Wie zählen Sie die Kalorien?

Es gibt **mehrere Möglichkeiten, die Kalorien zu zählen.** Hierbei setzt sich das Ergebnis aus zwei Werten zusammen:

I. Ihr Grundumsatz: Dies ist per Definition die niedrigste Energiemenge, die der Körper braucht, um bei völliger Ruhe und bei konstanter Außentemperatur von 20 bis 28 °C seinen Stoffwechsel und seine Körpertemperatur aufrecht zu erhalten (lebensmittellexikon.de).

II. Ihr Leistungsumsatz: Hierbei handelt es sich um sämtliche Energie, die über den Grundumsatz hinaus verbraucht wird.

In den Leistungsumsatz fließen weit mehr als die Bewegung und sportliche Aktivitäten hinein: **Auch Kopfarbeit – also Rechnen, Lesen, Denken, Schreiben – nimmt Energie in Anspruch.** Ebenso verbraucht der Körper mehr Energie, wenn er in kalten Gegenden die Körpertemperatur auf dem erforderlichen Niveau halten muss.

Dieser **Leistungsumsatz ist die schwer berechenbare Komponente**, mit der Sie Ihre Kalorienbilanz errechnen; zumal er von Tag zu Tag variiert. Hier gibt es mehrere Möglichkeiten, sich rechnerisch anzunähern. Doch fangen wir beim Einfacheren an…

Bestimmung des Grundumsatzes

Der Grundumsatz lässt **sich pauschal mit 24 Kalorien pro Kilogramm Körpergewicht** ansetzen. Dies ist also leicht errechnet. Sie multiplizieren Ihr Körpergewicht mit 24. Wiegen Sie beispielsweise 78 Kilogramm, lautet die Rechnung:

24 Kalorien/kg x 78 kg = 1.872 Kalorien

Bestimmung des Leistungsumsatzes

Der **einfachste Weg**, den zur Gesamtbilanz beitragenden Leistungsumsatz zu bestimmen, ist das **Heranziehen folgender Schätzwerte:**

▶ Leichte Arbeit: 1/3 des Grundumsatzes

- ▶ Mittelschwere Arbeit: 2/3 des Grundumsatzes

- ▶ Schwere Arbeit: 3/3 des Grundumsatzes

Bestimmung des gesamten Kalorienbedarfs

Somit würden sich im Falle einer 78 Kilogramm schweren Person, für die wir die 1.872 Kalorien täglichen Grundumsatz errechnet haben, **folgende tägliche Werte für den Leistungs- und Gesamtumsatz durch einfache Addition** ergeben:

Aktivitätslevel	Leistungsumsatz (in Kalorien)	Gesamtumsatz (in Kalorien)
Leicht	1.872 x 1/3 = 624	1.872 + 624 = 2.496
Mittelschwer	1.872 x 2/3 = 1.248	1.872 + 1.248 = 3.120
Schwer	1.872 x 3/3 = 1.872	1.872 + 1.872 = 3.744

Dies sind die Leistungsumsätze und der gesamte tägliche Kalorienverbrauch. Was unter leichter, mittelschwerer und schwerer Arbeit bei der Festsetzung des Leistungsumsatzes zu verstehen ist, bleibt Ihnen selbst zur Beurteilung überlassen. Allerdings erhalten Sie schon jetzt den Tipp, dass unter schwer und mittelschwer unter keinen Umständen Bürojobs fallen. Es muss sich bereits um körperlich stark betonte Jobs handeln. Bei schwerer Arbeit muss, um insgesamt auf eine Kalorienbilanz von 3.744 Kalorien bei 78 Kilogramm Körpergewicht zu kommen, sogar zusätzlich sportliche Aktivität gegeben sein.

> Wählen Sie deswegen die tägliche Kalorienzufuhr zunächst mit Bedacht und pokern Sie nicht zu hoch, da Fehleinschätzungen zu einer unbeabsichtigten Gewichtszunahme führen können! Gehen Sie in den ersten zwei Wochen der Ernährungsumstellung behutsam vor und wagen Sie zum Ende jeder Woche einen Blick auf die Waage, um zu überprüfen, ob sich das Gewicht gemäß Ihren Zielen entwickelt. Am Ende ist vieles eine Frage des Probierens und Optimierens.

Sie werden **zur Berechnung des Leistungsumsatzes eine noch viel genauere Methode** in Kapitel 5 *Tipps zur praktischen Umsetzung* kennenlernen. Diese ist einfach verständlich und sehr präzise.

Punkt #4: Beziehen Sie Ihre Energie aus den richtigen Lebensmitteln!

Als vierter und letzter Punkt fällt die Lebensmittelauswahl unter die Grundlagen der Keto-Ernährung. Falls Sie das **Bonusmaterial zu diesem Buch** runtergeladen und gelesen haben, dann haben Sie bereits zahlreiche Informationen zu der Lebensmittelauswahl erhalten. Zudem wissen Sie bereits über die Lebensmittel und deren Eigenschaften Bescheid. Sollten Sie das Bonusmaterial noch nicht kennen, dann ist der kostenlose Download eine große Empfehlung. Denn dort wartet ein unterhaltsames und informatives Mini-Lexikon auf Sie, das Ihnen sogar zur richtigen Verwendung und Verarbeitung der Lebensmittel Informationen vermittelt. In diesem Unterkapitel erhalten Sie die **wichtigsten Hinweise kurz zusammengetragen.**

Obst meiden, Gemüse richtig wählen

Die meisten Obstsorten haben einen zu hohen Zuckergehalt. **Vitamine bekommen Sie auf anderem Wege: Durch Gemüse, Eier, Nüsse, Samen und Kerne beispielsweise.** Diese Lebensmittel enthalten zudem sehr wenige bis kaum Kohlenhydrate. Beim Gemüse sollten Sie sich allerdings vor den an Kohlenhydraten reichen Kartoffeln und Karotten in Acht nehmen. Beim Obst eine für die Keto-Ernährung wichtige Ausnahme ist die **Avocado.** Diese zählt als Frucht zu den Obstsorten und enthält kaum Zucker, ist dafür aber sehr reich an Fetten und den für die Verdauung wichtigen Ballaststoffen. Bei den in der Avocado enthaltenen Fetten kommt sehr positiv zum Tragen, dass diese größtenteils ungesättigte Fettsäuren enthalten, die für die Gesundheit von großem Wert sind.

Einige Empfehlungen fürs Obst und Gemüse:

- ▶ Avocado als Must-Have der Keto-Ernährung

- ▶ Grünes Gemüse wie Spinat, Zucchini, Gurke, Salat, Brokkoli & Blumenkohl

- ▶ Weitere Gemüsesorten: Paprika (in geringen Mengen), Tomaten, Radieschen & Aubergine

- ▶ Kerne & Samen: Chia-Samen, Kürbiskerne, Pinienkerne, Hanfsamen

- ▶ Nüsse: Macadamia, Paranuss, Walnuss & weitere mit geringem Kohlenhydratgehalt

Fettreicher Meeresfisch & mageres Fleisch

In der Abteilung Fisch und Fleisch überzeugt Fisch am meisten. Dieser enthält in seinen fettarmen Varianten wenige Kalorien und dafür viel hochwertiges Eiweiß. **Fettreicher Meeresfisch** wiederum hat mehr Kalorien, aber diese liefert er als Zusatz zum Eiweiß aus wichtigen **Omega-9-Fettsäuren**, die für das Herz-/Kreislaufsystem und die Gesundheit der Gefäße stark von Vorteil sind.

Was das Fleisch angeht, ist hohem Fettgehalt aus dem Weg zu gehen. Denn **fetthaltiges Fleisch** enthält weniger ernährungsphysiologisch wertvolle Fettsäuren. Es überzeugt dafür mit **biologisch gut verwertbaren Eiweißen** und ist somit eine willkommene Abwechslung zum Fisch.

Einige Empfehlungen für Fisch und Fleisch:

▶ Fettreicher Meeresfisch wie Lachs, Makrele & Hering

▶ Fettarmer Fisch wie Seelachs, Kabeljau & Seehecht

▶ Mageres Fleisch wie Pute, Rind & Huhn

Getränke: Wasser als wichtigstes Lebensmittel sowie Tee & Kaffee

Wasser ist das wichtigste Lebensmittel, was sich allein schon aus dem hohen Wassergehalt unseres Körpers ableiten lässt. Diverse Wassersorten stehen zur Auswahl. Im Prinzip ist dabei nur zu beachten, dass **Leitungswasser die höchsten Hygieneregeln** hat und bereits absolut ausreichend ist. Währenddessen hat das teure Heilwasser einen besonders hohen Gehalt an Mineralien und Spurenelementen, ist aber aufgrund möglicher Nebenwirkungen nur in Maßen zu trinken. Des Weiteren **empfiehlt sich bei existierenden Erkrankungen oder Beschwerden die Abklärung des Konsums von Heilwasser mit dem Arzt.** Alle anderen Wassersorten sind unbedenklich und allgemein nimmt Wasser die wichtigste Stellung unter sämtlichen Lebensmitteln ein.

Zuletzt seien einige Worte zu Tee und Kaffee genannt: In der Ernährungswissenschaft hat der Tee in den letzten Jahrzehnten konstant an Bedeutung gewonnen. Denn aufgrund des Gehalts an sekundären Pflanzenstoffen **werden verschiedenen Teesorten beispielsweise folgende positive Auswirkungen auf die Gesundheit zugesprochen:**

▶ Beruhigung – sowohl mental als auch im Hinblick auf die Verdauung

▶ Linderung von Schmerzen

▶ Verbesserung bei Entzündungen

Dies erreichen Sie allerdings nur beim Konsum **naturbelassener Teesorten** wie Kamille-Tee, Pfefferminztee und grünem sowie schwarzem Tee. Kommerzielle Tees wie „Winterzauber-Zimt" oder „Orientalischer Sonnenaufgang" sind hingegen weniger geeignete Alternativen, aber im Rahmen der Keto-Ernährung keineswegs verboten, da diese Sorten keinen Zucker enthalten.

Was Kaffee angeht, so dürfen Sie hier ebenfalls bedenkenlos zugreifen. Kaffee wird sogar in der Keto-Ernährung stark propagiert, da sich die **Auswirkungen regelmäßigen Kaffee-Konsums als wertvoll für die Gesundheit erweisen:**

- ▶ Steigerung der Konzentration

- ▶ Auf lange Sicht Verbesserung der Entwässerung

- ▶ Potenziell gute Regulation des Säure-Basen-Haushaltes

Gerüchte, dass Kaffee den Menschen austrocknen könne, erweisen sich bei einer genaueren medizinischen Betrachtung als absolut haltlos. Beschränken Sie dennoch den Kaffeekonsum auf **vier Tassen täglich**, da sich der Körper an das Koffein gewöhnt und dessen Wirkung somit abnimmt. Nehmen Sie des Weiteren den **letzten Kaffee am späten Nachmittag** zu sich, um ein problemloses Einschlafen samt guter und erholsamer Nachtruhe sicherzustellen.

Weitere vorteilhafte Lebensmittel

Neben den genannten gibt es noch weitere für die Keto-Ernährung sehr wichtige Lebensmittel. Dazu gehören allem voran **Kokos- und Mandelprodukte.** Die hieraus gewonnen Öle, Fette, Muse sowie Sahne- und Milchprodukte überzeugen im Hinblick auf das Fettsäurenprofil. Gleiches gilt für andere Exoten, wie zum Beispiel **Kürbiskernöl**. Grundsätzlich nehmen Öle eine Hauptrolle im Rahmen der Keto-Ernährung ein. Vom Olivenöl über das Sonnenblumenöl bis hin zum Raps- und Leinöl wissen sie stets durch den **hohen Gehalt an mehrfach ungesättigten Fettsäuren** zu überzeugen. Hinzu kommt, dass Öle beim Braten, Kochen, Backen und Abrunden von Speisen vielfältige sowie unverzichtbare Helfer sind.

Doch Vorsicht: Nicht alle Öle eignen sich zum Braten! Achten Sie darauf, dass Sie zum Braten raffinierte Öle benutzen. Denn diese haben eine höhere Hitzebeständigkeit. Nutzen Sie stattdessen kaltgepresste oder native Öle zum Braten, so riskieren Sie die Herausbildung von Schadstoffen, die für den Körper giftig sind. Eine genaue Information zu der Wahl der Öle finden Sie im Bonusmaterial.

Neben den Ölen fehlt noch die Gruppe der Milch und Milchprodukte. Achten Sie bei Milch und Magerquark sowie Joghurts auf den Kohlenhydratgehalt, der Ihnen – wenn überhaupt – diese Lebensmittel nur in geringen Maßen erlaubt. **Butter hingegen ebenso wie der aus Butter gewonnene Butterschmalz und Ghee sowie die vielen Käsesorten sind erlaubt und sogar fester Bestandteil der Keto.**

Und was ist mit Eiern?

Nun, diese sind **fest verankert in der Keto-Ernährung** als Lieferanten für hochwertiges Eiweiß und insbesondere für Vegetarier ein Lebensmittel, das viele Hürden aufgrund des nicht vorhandenen Fleisch- und Fischkonsums beseitigt. Außerdem empfehlen sich Eier im Hinblick aufs **HDL-Cholesterin**, welches sich günstig auf die Gesundheit der Blutgefäße auswirkt.

Fazit

Bereits die Länge dieser Erläuterung über Lebensmittel offenbart einen Blick auf die **Vielfalt, die trotz der einschränkenden Regeln der Keto-Ernährung noch bestehen bleibt.** In Kombination mit den Refeed-Days gehen Sie somit keine nennenswerten Einbußen in Sachen Ernährung ein und erhalten durch die Keto-Ernährung nur Vorzüge; Vorzüge, die sich beruflich auf einzigartige Weise bemerkbar machen

Der Nutzen einer ketogenen Ernährung speziell für Berufstätige

Energie und Leistungsfähigkeit sind im Beruf und beim Anstreben einer Karriere unerlässlich. Auf diesen beiden Grundpfeilern baut sich der gesamte Erfolg auf und daraus ergeben sich die Leistungen, die der Mensch imstande ist, zu erbringen. Dabei zeigen bereits der knurrende Magen und die Dursterscheinungen, dass für eine angemessene Leistungsfähigkeit die Ernährung der Hauptfaktor ist. Doch inwiefern lässt sich die Ernährung so gestalten, dass Sie für den Beruf und die Karriere den größtmöglichen Nutzen erbringt? Dies nehmen wir in diesem Kapitel unter die Lupe.

Das Gehirn braucht Energie

Teil des menschlichen Stoffwechsels ist neben Organen, Zellen und Geweben auch das Gehirn. Ist die Rede vom Stoffwechsel, der das Gehirn betrifft, so gibt es den Begriff **Gehirnstoffwechsel**. Alternative Bezeichnungen sind Metabolismus des Gehirns oder die englische Variante Brain Metabolism. Über diesen Gehirnstoffwechsel gibt es kurz und knapp folgende wichtige Fakten zu wissen (vgl. Spektrum – Lexikon der Naturwissenschaft):

▶ Es nimmt knapp 50 % der für den gesamten Organismus benötigten Energie in Anspruch.

▶ Das Gehirn ist auf eine permanente Glucose-Zufuhr angewiesen.

▶ Beim Ausbleiben der Glucose-Versorgung kommt es zur Bewusstlosigkeit.

Vereinfacht zusammengefasst: Bei dem geringen Anteil am Körpergewicht des Menschen entpuppt sich das **Gehirn als ein regelrechter Energiefresser**. Zudem benötigt es Glucose – also Traubenzucker – zur Funktion. An dieser Stelle taucht bereits eine Bewährungsprobe für die Keto-Ernährung auf:

Wie kann eine stark an Kohlenhydraten limitierte Ernährung die Funktion eines Organs gewährleisten, welches auf Traubenzucker – also eine bestimmte Art von Kohlenhydraten – angewiesen ist?

Dass das Gehirn auf Glucose angewiesen ist, wird der kompletten Wahrheit keineswegs gerecht. Denn es sind nur bestimmte Teile des Gehirns auf Glucose angewiesen, während der Großteil seine Energie aus Ketonen wesentlich besser gewinnt. Eine Studie des Department of Intensive Care vom Logan Hospital in Meadowbrook (Queensland, Australia) zeigt, dass sogar **70 % des Gehirns durch Ketone effizienter als durch Glucose mit Energie versorgt werden.**

Eine Unklarheit bleibt dennoch bestehen:

Was ist mit den restlichen 30 % des Gehirns? Wenn diese auf Glucose angewiesen sind, ist dann nicht die ketogene Ernährung fürs Gehirn kontraproduktiv?

Hierzu gilt es zu wissen, dass der **Körper Ressourcen hat, um Glucose ohne Qualitätseinbußen selbst herzustellen.** Wie bereits bekannt ist, sind Proteine mit einem Anteil von 20 bis 25 % ein fester und wichtiger Bestandteil der ketogenen Ernährung. Da dieser Wert über die für gewöhnlich empfohlenen knapp 15 % Anteil an Proteinen in der Ernährung hinausgeht, ergibt sich reichlich Spielraum für den Körper, um aus diesen Proteinen Glucose zu gewinnen. Man nennt diesen Prozess Glukoneogenese. Auch kann der **Körper aus Glycerin, welches den Fetten entstammt, Glucose gewinnen.** Erste Anlaufstelle sind aber immer die Proteine, die im Körper in ihre Bestandteile namens Aminosäuren aufgespalten werden. Die Leber stellt daraufhin aus den geeigneten Aminosäuren (z. B. Alanin, Cystein, Serin) Glucose her.

So viel zum Ablauf und zu den wissenschaftlichen Nachweisen: Die Energieversorgung des Gehirns ist während der Keto-Ernährung sichergestellt; sogar noch besser als bei Kohlenhydraten. Denn 70 % des Gehirns arbeiten bei Ketonen effektiver. Doch was bringt das für den Beruf sowie den restlichen Alltag?

Besser lernen, denken und merken

Abläufe, die Sie im Beruf durchführen ebenso wie neu anzulernende Dinge, sind keine Seltenheit. Zahlreiche Berufe basieren sogar darauf. Auch bei beruflichen Tätigkeiten, die vordergründig keine hohen Ansprüche an Lernfähigkeit zu stellen scheinen, kann sich das Blatt schnell wenden. Den schnelllebigen Wandel in verschiedenen Jobs und im allgemeinen Alltag haben wir allem voran der Digitalisierung und den damit gestiegenen Anforderungen zu verdanken. **Insbesondere, wenn Sie in Ihrer Karriere besonders erfolgreich sein möchten, müssen Sie des Öfteren über den Tellerrand hinausblicken, was Transferfähigkeiten im Lernen und Denken erfordert.** Für die Lern-, Denk- und Merkfähigkeit sind beim Menschen der Hippocampus, die Hirnrinde sowie das basale Vorderhirn verantwortlich. All diese Bereiche **profitieren durch die Versorgung mit Ketonkörpern:**

▶ Auslösung von BDNF

▶ Unterstützung bestehender Neuronen und Wachstum neuer Neuronen inkl. Verknüpfung

▶ Verstärkte Resistenz gegen exozytotische – die Nervenzellen schädigende – Substanzen

Diese Wirkung lässt sich einer Studie von Kim, Marosi et. al. (n.neurology.org) entnehmen.

Antioxidans mit Stärkung der Mitochondrien

Eine ketogene Ernährung zeigt **positive Auswirkungen auf die Zellstrukturen durch u. a. die Bekämpfung freier Radikale in einer Funktion als Antioxidans.** Antioxidantien sind Stoffe, die ebenfalls in Lebensmitteln – allem voran Gemüse – gegeben sind. Sie schützen vor freien Radikalen und bewahren somit die Zellstrukturen vor schwerwiegenden Schädigungen, die die Krebsentstehung fördern können. So lassen sich auch die vielen Berichte über den potenziell großen Nutzen der ketogenen Diät zur **Krebsprävention bzw. Hemmung des Wachstums von Krebszellen** nachvollziehen. Für die Leistungsfähigkeit im Beruf ergibt sich durch die antioxidative Wirkung ebenfalls Profit: Nämlich zeigte eine Studie von Gleco, Glenn et. al. (ncbi.nlm.nih.gov), dass sich dadurch die **Funktion der Mitochondrien verbessert.** Den Mitochondrien, als Kraftwerke der Zelle bereits im Biologie-Unterricht kennengelernt, wird die wichtige Aufgabe zuteil, energiereiche Moleküle zu bilden und somit zur Verfügbarkeit von Energie beizutragen — selbstverständlich auch fürs Gehirn.

Die Quintessenz: Das Gehirn bekommt Energie!

In diesem Teilkapitel haben wir zunächst die Auswirkungen einer Keto-Ernährung auf das Gehirn untersucht. Dabei haben wir uns mit einigen grundlegenden Prinzipien vertraut gemacht, nach denen das Gehirn Leistung erbringt. Hier hat sich gezeigt, dass die Versorgung mit Energie in vielfacher Hinsicht während einer Keto-Ernährung effizienter als bei anderen Ernährungsformen ist.

Der Faktor Figur

In puncto Leistungsfähigkeit und Konzentration ist die Rolle der Psyche besonders hervorzuheben. Dabei wird die Psyche durch viele Aspekte beeinflusst, die der Mensch nicht oder nur kaum steuern kann. Aber ebenso gibt es reichlich Punkte, auf die er Einfluss nehmen kann. Einer davon ist die Figur. Mit Ausnahme von Personen, die eine spezielle Medikation erhalten oder solchen, die unter bestimmten Stoffwechsel-Defekten leiden, lässt sich **über die Ernährung die eigene Figur hin zu Wohlbefinden und mehr Zufriedenheit hinsichtlich Ästhetik umwandeln.** Einige solcher Transformationen nehmen Zeit und finden beispielsweise in Form von Diäten statt. Die Keto-Ernährung hat an dieser Stelle die Qualität, besonders schnell und effektiv bei der Verbesserung der eigenen Figur zu helfen. Dies verleiht ein **frischeres, jüngeres und fitteres Erscheinungsbild, welches sich positiv auf die Psyche auswirkt:** Sie sind ausgeglichener, selbstbewusster und gehen Ihre Wege konsequenter.

Wieso die Keto-Ernährung für die Figur optimal ist...

Gleich mehrere Vorzüge bietet die Keto-Ernährung in puncto Figur:

▶ Keine/Weniger Heißhungerattacken durch ausbleibende Schwankungen des Blutzuckerspiegels

▶ Gewichtsverlust durch Entwässerung

▶ Beschleunigte Fettverbrennung

Dies sind die drei maßgeblichen Aspekte, die die positiven Auswirkungen der Keto-Ernährung als Ernährungsform sowie Diätform ausmachen.

Dabei zeigt sich der größte Vorteil in der **Vermeidung von Heißhungerattacken durch schwankende Insulinspiegel**. Schwankt der Insulinspiegel – alternativ Blutzuckerspiegel genannt – nämlich, dann kommt es zu Aufs und Abs. Das Auf trifft direkt nach der Einnahme süßer Speisen ein: Da Süßigkeiten und Desserts sowie Obst aus sehr simplen Zuckerstrukturen bestehen bzw. reinen Zucker enthalten, schießt dieser direkt ins Blut. Dies bewirkt ein nur kurzes Sättigungsgefühl. Denn anstelle der langfristigen Speicherung, wie bei komplexen Kohlenhydraten, wird alles sofort verstoffwechselt. So kommt der Hunger schnell zurück. Angesichts dieser Faktenlage ist es nicht schwer nachzuvollziehen, dass die Gewichtszunahme auf lange Sicht vorprogrammiert ist. Durch eine ketogene Ernährung hingegen ist so gut wie kein Platz für Zucker, da die Kohlenhydratzufuhr auf maximal 50 Gramm täglich beschränkt ist. Es resultiert daraus der **für die Keto-Ernährung typische stabile Blutzuckerspiegel.** Und durch die länger im Magen verweilenden und besser sättigenden Fette ergibt sich der Vorteil, dass Sie **auf der Arbeit keinen knurrenden Magen haben und sich besser konzentrieren** können.

Fast schon eine Randnotiz in der Vielfalt der positiven Effekte durch die Keto-Ernährung, aber dennoch präsent und zu nennen, ist die **Entwässerung.** Kohlenhydrate binden Wasser. Werden diese nur noch in geringen Maßen konsumiert, tritt im Körper eine Entwässerung ein, die **bereits in der ersten Woche einen hohen Gewichtsverlust** beschert und eventuell sogar optisch durch eine weniger aufgequollene Erscheinung positiv Aufmerksamkeit erregt.

Zuletzt sei die **beschleunigte Fettverbrennung** berücksichtigt: Diese entfaltet sich aufgrund der Ketose. In diesem Zustand, in dem der Körper Fette vermehrt spaltet, um damit den ganzen Körper zu versorgen, tritt eine derart effektive Fettverbrennung ein, wie sie sonst in den verschiedensten Situationen nicht vorhanden ist. Beispielsweise zapft der Körper beim Sport die Kohlenhydrate und die Fette als Energiequelle an, was einerseits Fette verbrennt, aber in erster Linie die Kohlenhydrate aufbraucht. Gibt es jedoch, wie bei der Keto-Ernährung, keine Kohlenhydrate, dann wird von der ersten Minute an bis zum Ende der sportlichen Aktivitäten ausschließlich Fett verbrannt.

Dies gilt übrigens ebenfalls beim Beruf: Sie müssen nicht mal Sport machen. Das ist das brillante an der Keto-Ernährung: Da bereits das Gehirn ein enormer Energiefresser ist und bei der Arbeit gefordert wird, müssen Sie sich nur ausgewogen ernähren und es werden tendenziell Gewichtsabnahmen ohne große Hungerphasen und Entbehrungen möglich sein.

Die Gesamtausstrahlung als weiterer Gewinn

Förderlich tragen bei der ketogenen Ernährung viele weitere kleine Aspekte zu noch mehr Vorteilen bei, die neben dem Berufsleben zudem überall sonst nützlich sind. So steht alles in allem eine bessere Gesamtausstrahlung zu Buche. Wie genau sich diese äußert und was die Triebfedern der positiven Gesamtausstrahlung sind, nehmen wir im Folgenden unter die Lupe.

Das Hautbild

Die Beweis- und Studienlage ist an dieser Stelle eher dürftig, doch diverse Erfahrungsberichte und einige spezielle Studien deuten in diese Richtung: Eine ketogene Ernährung verbessert das Hautbild. Im Zusammenhang mit Akne gibt es sogar eine konkrete Studie von Smith, Mann et. al. (academic.oup.com), die einen **Rückgang der Pickel bei Akne und ein allgemein verbessertes Hautbild** zeigt. Somit ist zumindest ein wissenschaftlich fundiertes Indiz gegeben. Den Rest zur These des verbesserten Hautbildes bei der Keto-Ernährung liefern Erfahrungsberichte von sich ketogen ernährenden Personen sowie die bloße Logik: Die Haut wird durchblutet und die Zellen sind auf eine ausreichende Nährstoffversorgung angewiesen. **Je gesünder die Ernährung ist, umso bessere werden Haut, Haare und Nägel als wichtige optische Merkmale mit Nährstoffen versorgt.** Dies ist das Fundament für ein frisches und aufgewecktes Erscheinungsbild, mit dem Sie bei Personen in Beruf und Alltag den so wichtigen starken ersten Eindruck hinterlassen. Des Weiteren werden bei der ketogenen Ernährung Faktoren minimiert, die das Wachstum neuer Zellen senken (ketoseportal.de).

Die Energie & Lebenslust

Wie wir bereits erfahren durften, wird bei der ketogenen Ernährung Energie sehr effektiv zur Verfügung gestellt; um genau zu sein, beim Gehirn sogar noch effektiver als im Falle einer an Kohlenhydraten reichen Ernährung.

Doch was ist mit dem Rest des Körpers? Wie sieht hier die Energiebereitstellung aus?

Studien an Mäusen (cell.com) sind diesbezüglich reichlich vorhanden. Die Aussagekraft dieser Studien dürfen Sie werten, wie es Ihnen lieb ist. In jedem Fall sprechen die Erfahrungsberichte von Personen von einer Zunahme der Energie bei verschiedensten Vorhaben. Diese sind nicht nur geistiger Natur, wie Sie im vorigen Verlauf sehen konnten. Ergänzend tritt ein starker Effekt auf den Körper ein: Denn der regulierte Blutzuckerspiegel vermeidet Stimmungsschwankungen durch Hungerattacken und die Perspektiven durch die neue Leistungsfähigkeit beflügeln zusätzlich. Somit ist **in Sachen Körper und Geist von einem absoluten Gewinn auszugehen.**

Fazit

Bei Betrachtung der vielen Vorteile für Berufstätige durch eine ketogene Ernährung lässt sich beinahe annehmen, diese Ernährungsform sei speziell für Karrieremenschen entworfen worden. Doch das ist nicht der Fall. Die ketogene Ernährung ist für jede Person geeignet, wenngleich der Nutzen im Berufsleben unbestreitbar besonders groß ist: Von mehr geistiger Leistungsfähigkeit über eine bessere Gesamtausstrahlung bis hin zu einer Top-Figur ziehen Sie aus dieser Ernährungsform mannigfaltig Profit.

Mögliche Nachteile & Herausforderungen bei der Keto-Ernährung

Wie so ziemlich jede Umstellung im Leben – mag sie auch noch so positiv sein – bringt auch die Keto-Ernährung einige Nachteile und Herausforderungen mit sich. Die Nachteile, die die Keto zu eigen hat, schwinden jedoch mit der Zeit und sind bei genauerer Betrachtung lediglich eine Frage der Angewöhnung – der Angewöhnung von Körper und Geist.

Die Umgewöhnung, die den Körper betrifft

Der Körper hat insbesondere an zwei Herausforderungen zu kämpfen: Dies sind **zum einen die Keto-Grippe, zum anderen der möglicherweise aufkommende Mundgeruch.** Grund für die eintretenden Beschwerden sind Abläufe im Körper, die sich nicht verhindern lassen. War der gesamte Körper an den Kohlenhydratstoffwechsel gewöhnt und muss nun plötzlich umsatteln, so finden Prozesse statt, die Beschwerden verursachen können, da der Körper auf eine andere Energiequelle umstellen muss. Ehe dies nicht passiert ist, wird er im Kohlenhydratstoffwechsel Mangelerscheinungen verzeichnen, die denen einer Grippe ähnliche Symptome verursachen können. Der Mundgeruch wiederum ist Resultat der Ketonkörperbildung, aber muss keineswegs eintreten. Wir nehmen die beiden Aspekte genau unter die Lupe.

#1 Herausforderung: Keto-Grippe, die sich lindern oder umgehen lässt

Im Volksmund wird der Begriff Grippe inflationär gebraucht. Hat eine Person Bauchschmerzen, Durchfall, Erbrechen, Kopfschmerzen und Fieber oder zumindest einige der Symptome, dann heißt es sofort, sie habe die Grippe. Dass der Volksmund damit allerdings falsch liegt, zeigt sich darin, dass eine Grippe medizinisch betrachtet erst dann vorhanden ist, wenn die betroffene Person den Influenza-Virus hat. Dieser ist sehr gefährlich und potenziell tödlich. Von daher liegt in den seltensten Fällen eine wirkliche Grippe vor und erst recht im Zusammenhang mit der Keto-Ernährung nicht. Es handelt sich lediglich um einen **Begriff, der einige in der Phase der Umstellung auftretende Beschwerden zusammenfasst:**

- ▶ Kopfschmerzen
- ▶ Müdigkeit
- ▶ Konzentrationsstörungen
- ▶ Durchfall
- ▶ Übelkeit

Diese Beschwerden treten meist am Abend des zweiten Tages ein und halten bis zum vierten oder spätestens fünften Tag an. Sie sind dem Wechsel vom Kohlenhydrat- in den Fettstoffwechsel geschuldet und stellen einen natürlichen Mechanismus dar, der gesundheitlich unbedenklich ist. Des Weiteren erweist sich die Keto-Grippe in den meisten Fällen als weitaus harmloser und lässt sich zudem mit einer reichlichen Einnahme von Ballaststoffen zur Verbesserung der Verdauung lindern. Zudem helfen – zumindest in der Übergangsphase – Nahrungsergänzungsmittel wie Vitaminpräparate. Dennoch ist die **Keto-Grippe natürlich etwas, was im Zusammenhang mit dem beruflichen Alltag ein Hindernis darstellt.** Deswegen einige Ratschläge:

Wählen Sie das richtige Timing! Obwohl ein Urlaub der Erholung dienen sollte, ist es ratsam, dass Sie die Ernährungsumstellung im Urlaub vollziehen. Dann haben Sie zwar ab dem zweiten bis eventuell fünften Tag mögliche Beschwerden, doch werden Sie dafür den Rest des Urlaubs mit der neu gewonnenen Energie besser genießen. Durch eine Umstellung im Urlaub wird der Berufsalltag nicht belastet. Alternativen, falls kein Urlaub ansteht:

1. Müssen Sie am Wochenende nicht arbeiten, dann beginnen Sie mit der Umstellung am Donnerstagmorgen. Dann treten die ersten Beschwerden mutmaßlich am Freitagabend nach der Arbeit ein und sind mit dem Start der Arbeitswoche am Montag wieder vorbei.

2. Gibt es einige Feiertage, so legen Sie die Umstellung auf zwei Tage vor Beginn der Feiertage. So steigern Sie die Wahrscheinlichkeit, dass die Umstellung Sie nicht im Berufsalltag belastet.

#2 Herausforderung: Mundgeruch, der nicht eintreten muss

Einige Quellen im Internet berichten von sogar „üblem Mundgeruch" während der gesamten Keto-Ernährung. Davon sollten Sie sich allerdings keineswegs abschrecken lassen. Die Berichte sind zum Teil Einzelfälle und resultieren aus subjektiver Wahrnehmung. Nehmen wir es objektiver unter die Lupe…

Rein chemisch gesehen werden die **Fettsäuren zwecks Energiegewinnung zu hocheffektiven Energielieferanten, nämlich den Ketonen bzw. Ketonkörpern, gespalten.** Diese Ketonkörper sind die folgenden:

▶ Beta-Hydroxy-Butyrat

▶ Acetoacetat

▶ Aceton

Jenes **Keton, das den Mundgeruch verursacht, ist Aceton.** Allerdings entsteht dieses nicht immer und es hat ohnehin nur einen niedrigen Anteil von 5 % (primal-state.de). Somit ist der Mundgeruch eher eine Randerscheinung denn ein wahrscheinliches Symptom der Keto-Ernährung. Also gelangen wir zu der Empfehlung:

Machen Sie sich wegen des Mundgeruchs keine Sorgen. Er ist ein Symptom, welches kommen und gehen kann. Halten Sie dennoch notfalls Mundspray in kleinen Dosen bereit. Solch eine Dose wird, da Mundgeruch – wenn überhaupt – nur selten präsent sein wird, nicht schnell verschleißen, aber vor einem wichtigen beruflichen Treffen mehr Sicherheit geben.

Die Umgewöhnung, die den Geist betrifft

In Sachen Umstellung ist auch Ihr Geist nicht minder gefordert. In diesen Zusammenhang fallen in der Regel Begriffe wie **Disziplin, Durchhaltevermögen, Zielstrebigkeit, Motivation, Konsequenz** sowie viele weitere. Jene Person, die möglichst viele dieser Attribute vereint, besitzt bekanntlich einen **starken Charakter und kann ihre Ziele erreichen** – sowohl berufliche als auch körperliche Ziele!

#3 Herausforderung: Entscheidungen für sich selbst treffen

Der **einzige Grund, weswegen Sie die Ernährungsumstellung machen, ist im Idealfall der Eigenantrieb.** Tun Sie keineswegs eine solch große Umstellung, weil Sie jemanden beeindrucken wollen oder es Ihnen jemand eingeredet hat, ohne, dass Sie vollständig motiviert sind. Sie müssen, damit Sie Ihre Ziele in die Tat umsetzen, diese Ziele wirklich erreichen wollen und dies aus einem ausgeprägten Eigenantrieb heraus. Sie haben im letzten Kapitel **die bedeutenden Mehrwerte der ketogenen Ernährung für den Beruf** kennengelernt, die im nächsten Kapitel noch weiter vertieft werden. Wenn Sie jetzt nicht überzeugt sind, dass die Keto-Ernährung aufgrund der Vorteile das richtige für Sie ist, dann lassen Sie es. Es wäre verschwendete Zeit, die Umstellung zu machen und nach drei Wochen wieder abzubrechen. Hier ziehen Sie zugleich eine Lehre, die Ihnen in der Karriere immens weiterhelfen wird: **Tun Sie die Dinge aus eigenem Antrieb heraus und entscheiden Sie persönlich, was Sie machen möchten!** Andernfalls werden Ihnen immer Motivation und Disziplin fehlen.

Führen Sie sich die Vorteile und die Herausforderungen der Keto-Ernährung vor Augen. Schreiben Sie Ihre bisherigen Erkenntnisse aus dem Buch auf und machen Sie eine Liste mit Vor- und Nachteilen. Zweifellos werden die Vorteile überwiegen, doch möglicherweise werden Sie trotzdem nicht absolut von einer Ernährungsumstellung überzeugt sein. Wenn dem so ist, dann lassen Sie die Umstellung sein. Sie werden das Buch trotzdem nicht umsonst gekauft haben, da aktuell der Zeitpunkt für eine Umstellung vielleicht nicht der richtige ist. Dann kommen Sie eben später auf das Buch zurück, wenn Sie sich für die Keto-Ernährung bereit sehen. Sind Sie hingegen nach Betrachtung der Vor- und Nachteile überzeugt, dann werden Sie eine Entscheidung für die Keto-Ernährung treffen, die Sie charakterlich positiv mit mehr Disziplin und Konsequenz prägen wird.

#4 Herausforderung: Sich von anderen nicht ablenken lassen

Menschen reden viel; insbesondere, wenn es bei anderen gut läuft. Dieses Gerede ist manchmal positiver und manchmal leider negativer Natur. Sicher kennen Sie dies bereits aus Ihrem beruflichen Werdegang und es wird Ihnen in diesem Bereich in Ihrem Leben noch ein ums andere Mal begegnen. Wenn Sie Ihre Ernährung umstellen und Personen im Umfeld dies bemerken, dann wird Ihr **berufliches Engagement mit gesundheitlichem Engagement gepaart** sein. Dies ist eine **Kombination, die Neider auf den Plan ruft.** Somit sind böse Zungen, die Sie ablenken und für die Ernährungsumstellung kritisieren möchten, bereits vorprogrammiert.

Sie müssen nicht paranoid werden, aber umsichtig sein ist vernünftig. Wenn Menschen Ihnen also etwas zu sagen haben – sei es auch noch so kritisch – dann hören Sie dennoch zu. Aber wenn die Kritik sich nicht als objektiv erweist und Ihre Argumentation ignoriert wird, dann gehen Sie Ihrer Wege und Ihren Beschäftigungen nach. So werden Sie ungestört die Keto-Ernährung durchziehen können und zugleich beruflich ein gutes Bild abgeben, da Sie den Leuten respektvoll begegnen, indem Sie ihnen die eigene Meinungsäußerung erlauben. Suchen Sie sich zur Gesellschaft Personen, die unterstützend hinter Ihnen stehen und Ihnen objektive und hilfreiche Kritik geben.

Herausforderungen, die das Berufsleben stark betreffen

Neben den genannten Nachteilen und Herausforderungen, die sich ergeben, gibt es noch solche, die bei Berufstätigen zusätzlich aufkommen. Diese Herausforderungen werden im Folgenden kurz aufgezählt, jedoch nicht genauer erklärt. Denn Sie werden sich mit den Herausforderungen und den zugehörigen Lösungen im fünften Kapitel *Tipps zur praktischen Umsetzung* und sechsten Kapitel *Welche Möglichkeiten gibt es für Berufstätige, die selbst wenig kochen?* eingehend befassen. Aus diesem Grund werden zum Abschluss dieses dritten Kapitels lediglich die **beruflichen Herausforderungen** der Vollständigkeit wegen kurz aufgezählt:

▶ Zeitsparendes Einkaufen & Kochen, wenn des Berufs wegen kaum zeitlicher Freiraum gegeben ist

▶ Auswärts ketogen essen

▶ Verständnis des Arbeitsumfeldes und richtige Kommunikation Ihrer Umstellung

▶ Vorgehensweise, wenn Sie auf einem Meeting oder einer Einladung sind, wo ketogenes Essen auf dem Tisch fehlt, aber die Etikette den Konsum verlangt

▶ Optimale Essenszeiten, falls Sie nachts Überstunden machen oder in Schichtsystemen arbeiten

▶ Möglichst präzise Kalkulation Ihres Kalorienbedarfs bei der Vielfalt möglicher beruflicher Aktivitäten

Fazit

Ein umfangreicher Überblick zeigt, dass keine der Nachteile und Herausforderungen sich als zu groß darstellen. Ganz im Gegenteil sogar: Es **handelt sich größtenteils um Nachteile, die limitiert sind** – wie die Keto-Grippe und der Mundgeruch – oder wiederum **Nachteile, die von Ihnen klug gelöst werden können.** Selbstverständlich gibt es im beruflichen Alltag eine Vielzahl an möglichen zusätzlichen Herausforderungen. Doch wie Sie diese umgehen, werden Sie in den Kapiteln 5 und 6 mit diversen praktischen Tipps lernen. Vorab schauen wir uns einen wichtigen Nutzen der ketogenen Ernährung im beruflichen Kontext im vierten Kapitel genauer an: Die gesteigerte Leistungsfähigkeit.

Ketogene Ernährung für mehr Leistungsfähigkeit im Alltag & Beruf

Da dieses Buch sich eine sehr berufsbezogene Thematik im Rahmen der ketogenen Ernährung zum Ziel setzt, geht es in diesem Kapitel um den **Kernpunkt in Beruf und Alltag: Die Leistungsfähigkeit.** Wer denken mag, es gebe neben der Leistungsfähigkeit für den Erfolg noch weitere wichtige Aspekte, wie beispielsweise Disziplin und eisernen Willen, der hat natürlich Recht. Aber Tatsache ist, dass es die Leistungsfähigkeit ist, die definiert, wie diszipliniert und willensstark wir denn nun wirklich sind. Die **Leistungsfähigkeit wirkt sich auf alles aus, was uns in Beruf und Alltag nach vorn bringt:**

- ▶ Stress: Je leistungsfähiger Sie sind, umso weniger empfinden Sie den Stress als solchen.

- ▶ Konzentration & Wachsamkeit: Sind Sie leistungsfähig, so sind Sie aufmerksamer; selbst bei starken Belastungen.

- ▶ Erholung: Mit mehr Kapazitäten für das eigene Leistungsvermögen benötigen Sie weniger Erholung bei gleicher Leistung.

- ▶ Durchhaltevermögen: Je mehr Spielraum Ihnen die Leistungsfähigkeit bietet, umso stärker sind Ihre Frustrationstoleranz und das Durchhaltevermögen, da Sie durch die hohe Leistungsfähigkeit ein Plus an Energie haben.

- ▶ Lern- & Denkvermögen: Mit einer steigenden Leistungsfähigkeit fallen Ihnen die Prozesse des Lernens, Denkens, Kombinierens und vieler weiterer anspruchsvoller sowie weniger anspruchsvoller Aufgaben einfacher.

Da umfassend erklärt wurde, wieso die Leistungsfähigkeit in Beruf und Alltag das A und O ist, setzen wir uns nun minutiös damit auseinander, **wie die ketogene Ernährung Einfluss auf diese Größe ausübt.**

Der Schlüssel zur Energie liegt in den Mitochondrien

Besser gesagt: Die **Mitochondrien sind die Kraftwerke unserer Zellen.** Laut Definition ist die Zelle im menschlichen Körper die kleinste auf sich allein gestellt überlebensfähige Einheit von Organismen (ib.hu-berlin.de). Dabei gibt es Zellen überall in unserem Körper verstreut. Während die meisten mikroskopisch klein sind, gibt es beispielsweise auch Ausnahmen wie bis zu 12 Zentimeter lange Muskelzellen. Unabhängig davon, wo sie sind und wie sie aussehen,

ABNEHMEN MIT KETO IM BERUFSALLTAG

haben unsere Zellen in der Regel allesamt dieselben Bestandteile. Einer dieser Bestandteile sind die **Mitochondrien, in denen die Prozesse zur Energiegewinnung in unserem Körper ablaufen.**

So sind die Mitochondrien dafür verantwortlich, zugeführte Nährstoffe in Energie umzuwandeln. Dies kann durch Zucker ebenso wie durch Fett passieren. Das Faszinierende an diesem Punkt ist, dass die Mitochondrien bei der **Energiegewinnung aus Fetten den Prozess der Energiegewinnung außerordentlich schnell in vier Schritten meistern**, während bei einer Energiegewinnung aus Zucker sage und schreibe 26 Schritte erforderlich sind!

Unabhängig davon, ob Zucker oder die Ketone aus dem Fett: Die Mitochondrien gewinnen aus einem dieser beiden Nährstoffe zunächst das Adenosintriphosphat (ATP). Dieses besteht aus drei Phosphaten, die, sobald sie aufbrechen, Energie freisetzen. Diese **Energie nutzt der Körper neben der körperlichen ebenso für die geistige Aktivität.** Bei besonders anstrengenden Aktivitäten – hier reden wir von langen sportlichen Belastungen – erfolgt die ATP-Aufspaltung nach wenigen Sekunden unter Sauerstoffverbrauch. Dies ist zugleich der Grund, weswegen Personen beim Sport nach langer Belastung außer Atem sind.

Nun gilt: **Je effektiver die Mitochondrien funktionieren, umso höher fällt die Leistungsfähigkeit aus.** Wenn Sie also die Wahl zwischen einem 26-schrittigen Prozess wie beim Kohlenhydratstoffwechsel und dem aus vier Schritten bestehenden Prozess des Fettstoffwechsels haben, dann fällt idealerweise die Entscheidung klar auf den Fettstoffwechsel, wobei die ketogene Ernährung die Lösung ist.

Alles andere ist zu aufwendig

Neben der ketogenen Ernährung existieren **weitere Optionen, um die Leistung der Mitochondrien zu verbessern sowie die Mitochondrien zu vermehren.** Denn, ja: Mitochondrien sind in der Lage, sich selbst zu vermehren. Doch so interessant und abwechslungsreich die Methoden zur Optimierung der Mitochondrien auch sein mögen, vereint sie ein Problem: Sie sind zeitintensiv und dementsprechend im Gegensatz zur Keto-Ernährung schwer in den Berufsalltag integrierbar oder bis auf weiteres schwer durchführbar. Hier ein **Überblick über diese Methoden:**

▶ HIIT Training: Das *High Intensity Intervall Training* kombiniert kurze Übungsaus-führungen mit einer hohen Intensität. Dadurch – wie Studien belegen (brain-effect. com) – lässt sich eine positive Wirkung auf die Mitochondrien ausmachen.

▶ Erholsamer Schlaf: Während der Nachtruhe regenerieren die Zellen, was somit die Mitochondrien mit einschließt. Durch eine solche Regeneration wird die Entstehung freier Radikale eingedämmt, die Zellstrukturen schädigen und Stress verursachen.

▶ Kältetraining: Des Öfteren ein kaltes Bad nehmen? Dies verheißt Gutes für Ihre Mitochondrien, denn diese werden mitsamt den Zellen Extremsituationen ausgesetzt und
lernen, sich anzupassen. Dabei sterben alte Mitochondrien ab und es bilden sich neue
(brain-effect.com).

*Gelingt es Ihnen, bei all dem beruflichen Trubel auf Knopfdruck einfach so erholsam zu schlafen?
Kaum machbar!*

*Haben Sie den Antrieb, nach einem anstrengenden Arbeitstag zum Sport zu gehen und besonders
intensiv zu trainieren? Falls ja, ist das super. Dann werden Sie in den Tipps zur praktischen
Umsetzung im nächsten Kapitel diesbezüglich mehr erfahren.*

Doch die wenigsten haben den Antrieb für HIIT-Einheiten sowie Kältetrainings nach der
Arbeit. Deswegen positioniert sich die ketogene Ernährung als Lösung mit dem höchsten
Komfort und der besten Vereinbarkeit mit dem Beruf, wenn es um eine Verbesserung der
Performance der Mitochondrien geht.

Die Keto-Ernährung ist für die Mitochondrien maximal effektiv

Wenn die Mitochondrien anstelle von Kohlenhydraten Fette als Energielieferanten zugeführt
bekommen, dann liegt ein **besonders stabiler Energielieferant** vor. Dies hat mehrere Gründe:

▶ Bei der Fettverbrennung entstehen weniger freie Radikale, was die Mitochondrien
schützt und besser arbeiten lässt. Hier spricht man von einem geringeren oxidativen
Stress fürs Gehirn.

▶ Generell kommt es zu einer geringeren Anzahl an weiteren Abbauprodukten. So
müssen diese wiederum nicht unter Energieaufwand abtransportiert werden und es
bestehen mehr Spielräume zur Energiebereitstellung für die allgemeine Leistung.

▶ Die in der Leber gebildeten drei Ketonkörper zur Energiebereitstellung – Beta-Hy-
droxybutyrat, Acetoacitat und Aceton – sind besonders transportabel. So entsteht die
vorhin erwähnte Energiegewinnung in wenigen Schritten.

Ein weiterer Vorteil: Die **Ketonkörper sind wasserlöslich, weswegen sie die Blut-Hirn-
Schranke schneller überwinden.** Dies ist wieder ein Beleg für mehr Energie fürs Gehirn und
den Körper auf zugleich effizienterem Wege!

Gesteigerte Konzentration durch Fettstoffwechsel

Gegensätzlicher könnte die Bilanz des Fett- und Kohlenhydratstoffwechsels hinsichtlich des Aspekts Konzentration kaum sein. Während Kohlenhydrate in Form von Einfachzucker durch den schnellen Anstieg im Blutzuckerspiegel hibbelig machen und Konzentrationsprobleme bereiten, ist es bei den Fetten anders. Zwar werden sie schnell zur Energie umgewandelt, aber dafür bewirken sie keinen Anstieg des Blutzuckerspiegels. Von daher bleibt das **Energielevel konstant gut**, was wiederum die Konzentration immens fördert.

Was bedeutet Konzentration überhaupt?

Alle sprechen davon; bereits von frühen Jahren der Kindheit an wird man damit konfrontiert... Möglicherweise erinnern Sie sich an den Grundschullehrer und daran, wie sehr er Sie hin und wieder darauf hinweisen musste, dass Sie konzentrierter sein sollen. Oder aber der Trainer beim Sport, der Chef bei der Arbeit: Irgendjemand fordert von uns **Konzentration** ein. Denn diese ist das wichtigste Mittel, wann immer es um eine **adäquate und qualitativ hochwertige Bewerkstelligung von Aufgaben** geht. Sie beschreibt die absolute Aufmerksamkeit gegenüber einer Sache. Schweifen die Gedanken ab, dann ist die Konzentration nicht gegeben. Jeder dürfte bereits die schmerzhafte Erfahrung gemacht haben, aufgrund eines Erlebnisses mit den Gedanken woanders gewesen zu sein und dadurch seine Hauptaufgabe vernachlässigt zu haben.

Die ketogene Ernährung ist zwar kein Wundermittel und aufgrund der Schwere von Erfahrungen sowie individuellen Ereignissen wird es immer mal wieder im Leben dazu kommen, dass die Konzentration nicht bei 100 % liegt. Doch das **Ziel sollte es sein, alles dafür zu tun, dass die Konzentration möglichst häufig möglichst hoch ist**. Denn nur so gelingt es, …

- ▶ anspruchsvolle Aufgaben in hoher Qualität zu bewerkstelligen.
- ▶ Zusammenhänge zwischen Dingen und Abläufen zur Optimierung der Arbeitsabläufe zu erkennen.
- ▶ auf kreative Ideen zu kommen und dabei passend zur Thematik, um die Ecke zu denken.
- ▶ beruflich mit großartigen Leistungen möglichst schnell die Leiter nach oben zu erklimmen.

Ursachen für eine mangelnde Konzentration und wie die Keto-Ernährung diese lindert

Sicher kommen Sie bereits von selbst und aus eigenen Erfahrungen auf potenzielle Ursachen für einen Mangel an Konzentration:

- ▶ Wenig Schlaf

- ▶ Ablenkung in der Umgebung

- ▶ Stress

- ▶ Ungesunde Ernährung

- ▶ Krankheiten

Die **ketogene Ernährung ersetzt die ungesunde Ernährung und schafft auf diesem Wege Besserung.** Dabei ist allem voran die in Studien häufig beobachtete Wirksamkeit im Kampf gegen Krankheiten ein erstaunliches Merkmal. Denn, dass die Wirkung der ketogenen Ernährung mittlerweile bis in die Therapie neurologischer und weiterer Erkrankungen hineinreicht (keto-up.de), ist ein einschneidender Beleg für den Nutzen dieser Ernährungsform. Da Konzentrationsstörungen infolge neurogener Erkrankungen keine Seltenheit sind, ist die ketogene Ernährung als absolut natürlicher Lösungsansatz eine zweifelsohne gesunde Option.

Dennoch sei an dieser Stelle darauf hingewiesen, dass diese Informationen keine Beratung beim Arzt ersetzen. Insbesondere bei bestehenden Erkrankungen oder der Vermutung von Erkrankungen ist die ketogene Ernährungsumstellung zuvor dringend mit einem Arzt zu besprechen. Nierenbeschwerden beispielsweise sind ein klarer Fall, in dem es auf eine ketogene Ernährung zu verzichten gilt.

Fazit

In diesem Kapitel wurde nochmals auf die guten Gründe und unschlagbaren Vorteile der Keto-Ernährung in beruflichem Kontext eingegangen; das dürften auch die letzten Zweifler überzeugt haben. Der Mehrwert bei konsequenter Durchführung der Keto-Ernährung ist offensichtlich und somit gibt es nur noch *eine Komponente, die dem erfolgreichen, fitten und gesunden Karrieremenschen im Wege steht:* Die **Umsetzung der ketogenen Ernährung.**

Tipps zur praktischen Umsetzung

Erinnern Sie sich noch an die Herausforderungen durch die Keto-Ernährung, die sich für das Berufsleben ergeben? Sie wurden im dritten Kapitel zum Ende hin aufgezählt. Falls Sie sich nicht erinnern, dann blättern Sie gerne zurück und rufen Sie sich diese ins Gedächtnis, denn exakt damit werden wir in diesem Kapitel arbeiten. Dieses Kapitel setzt sich zum Ziel, Ihnen die **Lösung für all die das Berufsleben betreffenden Herausforderungen** zu bieten. Dabei – und damit beginnen wir – stellt Ihnen dieses Kapitel eine präzisere Messung des Leistungsumsatzes vor, damit Sie Ihre Kalorienzufuhr genauer planen können.

#1: Mit dieser Methode messen Sie Ihren Kalorienbedarf noch präziser!

Insbesondere in Berufen kann es durch *plötzliche Überstunden, zusätzliche Arbeitstage, eigenes Engagement im Rahmen von freiwilligen Fortbildungen* und viele weitere Dinge zu schwer berechenbaren und **täglich stark abweichenden Gesamtumsätzen** kommen. Damit Sie so genau wie möglich kalkulieren und Ihre Ernährungsumstellung schneller Lorbeeren abwirft, werfen wir nun den Blick auf ein **genaues Messverfahren für den Leistungsumsatz.**

Im Grunde genommen ist nämlich der Leistungsumsatz die vakante Stelle. Während der Grundumsatz mit 24 Kalorien pro Kilogramm Körpergewicht relativ genau errechnet wird, bereitet der Leistungsumsatz Schwierigkeiten. *Sie kennen bereits aus dem ersten Kapitel das Messverfahren mittels Näherung.* Zur Erinnerung:

- ▶ Leichte Arbeit: 1/3 des Grundumsatzes

- ▶ Mittelschwere Arbeit: 2/3 des Grundumsatzes

- ▶ Schwere Arbeit: 3/3 des Grundumsatzes

Diese Werte sind wirklich sehr pauschale Schätzungen. Wie geht es denn genauer?

Als genaueres und dennoch einfaches Verfahren hat sich das **PAL (Physical Activity Level)** einen guten Ruf erarbeitet. Es ordnet bestimmten Aktivitäten einen PAL-Wert zu, der – multipliziert mit dem Grundumsatz – den Leistungsumsatz ergibt. Folgende PAL-Werte existieren zu den entsprechenden Tätigkeiten (ernaeherung.de):

Umschreibung der Aktivität	Beispielhafte Aktivitäten	Zugehöriger PAL-Wert
Sitzen & Liegen	• Arbeitslos & zu Hause untätig • Kranke & gebrechliche Personen	1,2
Sitzen & wenig körperliche Tätigkeit	• Büroarbeit • Nachtwächtertätigkeit	1,4 – 1,5
Sitzen & zeitweise Gehen bzw. Stehen	• Schüler, Studenten, Lehrer & Dozenten • Taxifahrer	1,6 – 1,7
Überwiegend Gehen & Stehen	• Kellner • Handwerker	1,8 – 1,9
Körperlich anstrengend	• Kranken-/Altenpflege • Sportler	2,0 – 2,4

Gehen wir in einem Beispiel von Büroarbeit und von einem errechneten Grundumsatz von 1.600 Kalorien pro Tag aus. Sie sehen dieser Tätigkeit und der zutreffenden Umschreibung der Aktivität die PAL-Werte 1,4 und 1,5 zugeordnet. Welchen der beiden Werte Sie in diesem Fall nehmen, ergibt sich aus Ihrer eigenen Einschätzung. Gehen wir davon aus, dass Sie des Öfteren für den Vorgesetzten Besorgungen innerhalb des Gebäudes erledigen und aufgrund dieser Aktivität den höheren Wert nehmen. In diesem Fall ergibt sich für den Gesamtumsatz:

Gesamtumsatz	=	*Grundumsatz*	*x*	*PAL*
Gesamtumsatz	=	*1.600 Kalorien*	*x*	*1,5*
Gesamtumsatz	=	*2.400 Kalorien*		

Mit dem PAL-Verfahren gehen Sie also um einiges gründlicher an die Berechnung des Kalorienbedarfs heran und Sie haben als Hilfestellung in der Tabelle mehrere Beispiele. Nehmen Sie beim Rechnen aber Rücksicht darauf, dass Sie, falls Sie neben der Büroarbeit Sport treiben oder demnächst mit Sport als Zusatz zur Ernährungsumstellung beginnen, den **Sport mit einkalkulieren**. Demzufolge würden *täglich zwei Stunden Sport zusätzlich zur Büroarbeit schätzungsweise nicht mehr einen PAL-Wert von 1,5 bedeuten, sondern eher 1,8.*

Fazit: Am Ende ist auch die Rechenarbeit mit dem PAL-Wert nur eine genauere Schätzung. Aber sie ist nun mal genauer, weswegen Sie **idealerweise wie folgt vorgehen**:

1. Berechnen Sie Ihren Kalorienbedarf näherungsweise mit dem PAL-Verfahren.

2. Beobachten Sie die Gewichtsentwicklung in den ersten zwei Wochen.

3. Sollte sich alles nach Wunsch entwickeln, dann belassen Sie es so, wie es ist.

#2: Zeitsparende Gestaltung der Keto-Ernährung

Der strikte Zeitplan einer jeden Karrierefrau und eines jeden Karrieremannes kennt oftmals keine Gnade. Aus diesem Grund ist es ein Vorteil, wenn Sie über mehrere Möglichkeiten informiert sind, **Lebensmittel zeitsparend zuzubereiten und auch beim Einkaufen Zeit einzusparen.** Hierzu erhalten Sie nun mehrere Tipps. Mit diesem Unterkapitel gehen wir zugleich auf den zweiten Punkt aus der Liste im dritten Kapitel mit den berufsbezogenen Herausforderungen der ketogenen Ernährung ein.

Tipp 1: Im Voraus planen

Eine gute Planung ist die halbe Miete. So ist es auch beim Speisen. *Wenn Sie die Gerichte spontan ansetzen, dann sind Sie überrumpelt und haben nicht genügend Zeit, sich über die Abläufe zu informieren.* Planen Sie deshalb bereits im Vorfeld Ihre Mahlzeiten und legen Sie einen **Wochenplan** fest, dann haben Sie Vorlaufzeit, in der Sie...

- ▶ sich die Abläufe beim Kochen vorab durch den Kopf gehen lassen.

- ▶ während der Arbeitspausen einige Informationen googeln.

- ▶ bei vergessenen Zutaten noch schnell einen Abstecher in den Supermarkt machen können.

Planen Sie die komplette Woche im Voraus, tun Sie dies übersichtlich mit Hilfe einer **Tabelle** und legen Sie in dieser Tabelle eine **Spalte für Einkaufslisten** an. Dann haben Sie alles, was Sie für eine gelungene Planung brauchen, direkt eingetragen.

Tipp 2: An festen Tagen einkaufen

Wenn Sie schon im Voraus planen, bietet es sich ebenso an, im Voraus einzukaufen. Setzen Sie sich hierzu idealerweise feste Wochentage. Gehen wir zum Beispiel von den Wochentagen Samstag und Mittwoch aus: Samstags müssen Sie nicht arbeiten und Sie gehen in der Früh zwischen 8 und 12 Uhr einkaufen. Mittwochs kaufen Sie spät am Abend in einer Zeitspanne von 17 bis 20 Uhr ein, weil es die Arbeit nicht anders zulässt.

Suchen Sie sich zwei Wochentage aus und führen Sie an diesen zwei Wochentagen Ihre Einkäufe in großzügigen Zeitspannen durch. Wieso großzügige Zeitspannen einplanen? Nun: Es kann immer etwas dazwischenkommen. Durch **längere Zeitspannen** sichern Sie sich ab, sodass Sie **trotz Zwischenereignissen Zeit zum Einkaufen** finden.

Tipp 3: Mit spezieller Küchenausrüstung verstärken

Die Küchenausrüstung ist weit mehr als das bloße Zünglein an der Waage. Je nach Rezept und zu erstellendem Gericht ist es *möglich, dass die Küchenausrüstung Ihnen eine Zeitersparnis von 20 bis 30 Minuten beschert.* Beispiel gefällig?

Versuchen Sie, Zucchini in hauchdünne lange Streifen zu schneiden und in Nudel-Form zu bringen. Das sind übrigens die sogenannten Zoodles, welche ein Bestandteil mehrerer Keto-Rezepte sind. Wenn Sie das mit einem Messer machen, dauert es bereits bei einer Zucchini fünf bis zehn Minuten. *Ziehen Sie die Zucchini durch einen speziellen Spiralschneider, sind Sie in unter einer Minute fertig.* Zudem sieht das Ergebnis besser aus.

Eine **Liste hilfreicher Küchengeräte** zur Inspiration:

- ▶ Sparschäler
- ▶ Knoblauchpresse
- ▶ Spiralschneider
- ▶ Hobel
- ▶ Umfangreiches Messerset
- ▶ Mixer

Wenn Sie es gar komplett extravagant und beschleunigend möchten, dann gibt es ein sehr großes Gerät, welches mit diversen unermesslichen Vorteilen lockt: Den Thermomix.

Dieses Gerät ist elektrisch betrieben und vereint diverse Funktionen in einem: Vom Pürieren über das Garen bis hin zum Kochen und zu vielen weiteren Funktionen!

Tipp 4: Verschiedenes Gemüse gleichzeitig, aber dennoch getrennt garen

Einige Gemüsesorten werden im Optimalfall aufgrund verschiedener Garzeiten getrennt voneinander gegart. Nun ist es möglich, dass Sie *nur einen freien Platz auf dem Herd oder nur einen Topf haben, aber zwei Gemüsesorten gleichzeitig garen möchten, die getrennt gegart werden sollen.* In dieser Situation ist die Lösung, dass Sie die **eine Gemüsesorte normal hineingeben** und garen, während Sie die **zweite gesondert in ein Sieb legen. Dieses Sieb mit der zweiten**

Gemüsesorte hängen Sie in den Sud der anderen Gemüsesorte. Nun garen Sie zwei verschiedene Gemüsesorten gleichzeitig in einem Topf, aber dennoch getrennt voneinander!

Tipp 5: Ganz einfach mit Deckel kochen

Nicht auf dem Schirm haben einige Personen den fünften und letzten Tipp zum Thema zeitsparende Keto-Ernährung: **Beim Kochen den Deckel drauflassen.** Dies spart nicht nur Zeit, sondern auch Strom gegebenenfalls Brennstoff.

#3: Auswärts ketogen essen

Sollte es trotz der vielen guten und hilfreichen Tipps zur zeitsparenden Gestaltung der Keto-Ernährung zeitlich dennoch nicht reichen, dann muss die eine oder andere Speise auswärts her. Doch an dieser Stelle tut sich die große Frage auf:

Wo überhaupt kann man ketogen auswärts essen?

Ketogene Restaurants sucht man vergeblich. **Ebenso täuscht der erste Eindruck auf den Speisekarten oftmals:** Was sich ketogen anhört – Fischfilet auf mediterranem Gemüse – wird durch das kohlenhydratreiche Gemüse sowie die zugehörige stark zuckerhaltige Sauce plötzlich zu einem Verstoß gegen die Regeln der Keto-Ernährung. Wie also lässt sich ein Keto-Debakel umgehen und auswärtiges Essen gesund und korrekt nach den Keto-Regeln gestalten?

Tipp 1: Kommunikation

So wie Allergiker aus Gründen der Sicherheit nach den genauen Inhaltsstoffen in Speisen fragen, können das andere Personengruppen ebenfalls. *Da Sie zudem mit der Ernährungsumstellung ein triftiges Motiv haben, dürfen Sie ohne jedwede Bedenken fragen.* Machen Sie sich keine Sorgen, wie Ihre Frage von den Personen und den Angestellten des Restaurants aufgenommen werden könnte. Sie stellen keine Sonderwünsche, sondern erkundigen sich nett. *Sollte es nun dazu kommen, dass sich ein Gericht als ungeeignet erweist, dann suchen Sie nach einer Alternative auf der Karte.* Gibt es keine Alternative, dann **fragen Sie höflich, ob der Koch nicht eine Änderung an einem Gericht aus der Karte durchführen könnte.** Im Regelfall werden höfliche Bitten ohne jegliche Probleme gerne umgesetzt. Vergessen Sie eines nicht: Sie als Kunde sind König bzw. Königin!

Die Wichtigkeit der Kommunikation gilt übrigens ebenso im Umgang mit Freunden. Fragen Sie vor Besuchen, bei denen klar ist, dass etwas auf den Tisch kommt, nach den Speisen. Erklären Sie Ihre Situation und dann werden sich Lösungen finden. Denn wahre Freunde unterstützen Sie bei Ihren Vorhaben. Sollten Sie vor einer Verabredung mit Freunden nicht wissen, ob es etwas zu essen gibt, dann kommen Sie am besten mit vollem Magen. So haben Sie eine Ausrede dafür, wenn Sie auf das nicht ketogene oder gar ungesunde Essen bei Freunden verzichten.

Tipp 2: Gegart oder gedämpft

Wenn Sie Speisen aussuchen, dann **lassen Schlüsselworte wie „gegart" oder „gedämpft" bereits Positives vermuten.** Denn die Alternativen „paniert" und „frittiert" lassen entweder auf einen hohen Kohlenhydratgehalt oder auf einen hohen Gehalt ernährungsphysiologisch ungünstiger Fettsäuren schließen. Machen Sie also **die Zubereitungsart zu einem Ausschlusskriterium!**

Tipp 3: Restaurantauswahl

Zugegebenermaßen eignet sich beim ketogenen Auswärtsessen kein Fast-Food-Imbiss als Anlaufstelle. Grundsätzlich ist der **Gang in ein Restaurant die einzig richtige Wahl.** Machen Sie sich an dieser Stelle keine Sorgen, dies hätte hohe Preise zur Folge. Denn *auch günstiges Essen gibt es reichlich in Restaurants.* Damit die Restaurantauswahl hochwertig ausfällt, **informieren Sie sich bereits im Vorfeld über geeignete Restaurants** in der Nähe Ihrer Arbeitsstelle und Ihrer häuslichen Umgebung. Dies gelingt in vielen Fällen bereits **über das Internet sehr gut, indem Sie dort auf den Websites der jeweiligen Restaurants die Speisekarten durchklicken.** Wenn Sie ein Gericht wählen, dann halten Sie es möglichst minimalistisch. Bereits ein Salat als Vorspeise ist äußerst sättigend, sofern Sie diesem Salat ein paar Tropfen Olivenöl mehr beifügen. *Mit der Marschroute minimalistischer Speisen kommen Sie günstig, gesund und natürlich ketogen davon.*

#4: Ernährungsumstellung richtig kommunizieren

Veränderungen sorgen allgemein für viel Aufsehen – in positivem wie in negativem Sinne. Wenn Ihre Arbeitskollegen Sie für die Umstellung loben, dann ist alles fein. Werden Sie aufgrund des vielen Lobes nicht nachlässig, sondern bleiben Sie konsequent weiter dran. Das Problem jedoch ist – insbesondere am Anfang der Ernährungsumstellung – wenn es vermehrt zu Kritik bzw. Unverständnis kommt. Aber auch nach dem Beginn der Ernährungsumstellung, wenn Sie schon lange am Ball sind und die Keto-Ernährung Ihnen konsequent gelingt, lauern noch potenzielle Hürden.

Vor Beginn für klare Verhältnisse sorgen

Stark empfohlen ist es, dass Sie bereits – falls die Möglichkeit dazu besteht – **vor der Keto-Ernährung über die bevorstehende Umstellung informieren**. Der Vorteil davon ist einerseits, dass die Arbeitskollegen bei anstehenden Betriebsessen sowie eventuellen kulinarischen Überraschungen einkalkulieren können, dass Ihre Ernährung bestimmten Regeln unterliegt. Andererseits ist der Vorteil der frühen Information, dass sich dadurch *all die Kritiker bereits vor Ihrer Ernährungsumstellung austoben können*. So müssen Sie sich nach Beginn der Keto-Ernährung weniger kritische Stimmen antun, was Ihnen den Arbeitsalltag sowie die Umstellung erleichtert. Des Weiteren hat es noch einen Vorteil, Ihre Keto-Umstellung zu kommunizieren, bevor diese stattfindet: Es ist *gegenüber den Kollegen ein Zeichen des Vertrauens, da sie nicht überrumpelt werden, sondern mit Ihnen über Ihre Motivation für den geplanten Wandel reden können*.

Nun verbleibt nur noch eine Frage: **WIE sagen Sie Ihren Kollegen, dass Sie Ihre Essgewohnheiten wechseln?**

- ▶ Tun Sie das während der Pause beim gemeinsamen Essen, da es thematisch passt.

- ▶ Erklären Sie es in Einzelgesprächen beim gewöhnlichen Small-Talk, um es als interessantes Thema einzubringen.

- ▶ Nutzen Sie es als Mittel, um Kritik an Ihrer Person abzuwehren.

> Zugleich muss Ihnen klar sein, dass Sie sich durch diese Kommunikation unter Druck setzen. Denn sollten Sie die Keto-Ernährung nach zwei Wochen abbrechen, dann sind Ihnen spottende Blicke Ihrer Arbeitskollegen sicher. Doch: Es hat seinen Vorteil, sich unter Druck zu setzen. Nämlich sind Sie dann angespornt, länger durchzuhalten.

Ehrlich sein oder gute Geschichte ausdenken?

Ihr Antrieb, die Keto-Ernährung durchzuführen, bleibt Ihnen ganz persönlich überlassen. Es kann die bloße Experimentierfreude sein oder aber Unzufriedenheit mit den eigenen Leistungen, der eigenen Figur oder einem anderen Aspekt. Was auch immer es ist: *Mit einigen Motiven für Taten treten Personen nur ungern an andere Leute heran.* Deswegen stellt sich die Frage, wie Sie auf Erkundigungen Ihrer Arbeitskollegen nach dem Motiv für Ihre Ernährungsumstellung reagieren.

Haben Sie nichts zu verheimlichen und es ist Ihnen nicht unangenehm, dann ist die Sache einfach: **Sie sagen einfach die Wahrheit, ohne etwas zu erfinden.** Ist Ihnen Ihr Motiv für die Ernährungsumstellung jedoch unangenehm, dann fällt es schwer, damit in der Gemeinschaft der Arbeitskollegen hausieren zu gehen. In diesem Fall gibt es die Lösung, eine **gute Geschichte zu erfinden.** Doch bedenken Sie, dass Flunkereien oder Lügen – wenn man es denn nun so hart formulieren möchte – auffliegen. Deswegen der Tipp: *Sagen Sie die Wahrheit oder kaschieren Sie die Keto-Ernährung als ein Experiment, auf das Sie spontan Lust bekommen haben.*

Was tun, wenn ein Kollege oder mehrere Kollegen Sie permanent für die Umstellung kritisieren?

Vielleicht kennen Sie diese Leute, die einfach auf einer Sache so lange herumreiten, bis diese Sache Schnee von gestern ist oder sie das bekommen, was sie wollen. *Allem voran im Kontext von Diäten und anderen neuen Ernährungsformen schreien Personen des Öfteren auf.* Dann heißt es:

- ▶ „Das ist doch unmöglich… Man muss Kohlenhydrate essen!"

- ▶ „Das Leben ohne Süßigkeiten und Genüsse ist kaum was wert!"

- ▶ „Was soll diese Umstellung?!? Die Menschen machen sich heutzutage so verrückt wegen irgendwelcher Ernährungstrends!"

Wie gehen Sie mit solch destruktiver Kritik am besten um? *Die folgenden Schritte können Ihnen dabei helfen:*

1. **Fangen Sie mit einer Argumentation an.** Geht die Person nicht auf die Argumente ein, dann ist anzunehmen, dass die Meinung rein auf subjektiven Ansichten basiert und Sie müssen diese nicht weiter kommentieren.

2. **Bieten Sie einen „Waffenstillstand" an.** Kommt keine auf Argumentation basierende und intelligente Konversation zustande, dann weichen Sie der Debatte aus, indem Sie vorschlagen, dass jeder seine eigene Meinung hat und diese zu respektieren ist.

3. **Gehen Sie, wenn keine Lösung in Sicht ist.** Sobald die Fronten sich verhärtet haben, ist es naheliegend, dass sprichwörtlich der Klügere nachgibt. Gehen Sie arbeiten oder zu anderen Kollegen und freuen Sie sich auf Ihren Feierabend, wenn Sie sich aussuchen können, mit wem Sie Ihre Zeit verbringen.

Lassen Sie sich nicht aus dem Gleichgewicht bringen und behalten Sie jederzeit im Hinterkopf, dass Sie alles richtig machen. Denn Sie dürfen frei entscheiden, wie Sie Ihre Ernährung gestalten und haben zudem mit der Keto-Ernährung eine kluge Entscheidung getroffen.

Es gibt Veganer und Vegetarier, die alternativen Ernährungsformen nachgehen. Hierfür haben große Teile der Gesellschaft absolutes Verständnis entwickelt. Wieso? Weil diese Ernährungsformen bereits etabliert sind. Es ist somit alles eine Frage dessen, wie bekannt und angesehen Ernährungsformen sind. Bei der ketogenen Ernährung dürfen Sie davon ausgehen, dass diese in den kommenden Jahren noch viel mehr Zuspruch und Toleranz erfahren wird.

#5: Was passiert, wenn die Etikette den Konsum verlangt?

Stellen Sie sich vor, Sie sind zu einem Betriebsessen eingeladen, und die wichtigsten Persönlichkeiten des Unternehmens sind dabei. Hier haben Sie die Möglichkeit, den Geschäftsführer auch außerhalb der alltäglichen Situationen zu beeindrucken. Zudem stehen Ihnen die Türen offen, sich mit Ihrer Expertise zu positionieren und Kontakte zu knüpfen, zu denen es ansonsten unter Umständen nicht kommt. Machen wir mehr als ein gewöhnliches Betriebsessen daraus: Es ist eine Betriebsfeier oder gar eine unternehmensübergreifende Veranstaltung! *Die Perspektiven, die sich Ihnen eröffnen, sind einmalig und Sie wollen bei Ihrer Anwesenheit komplett überzeugen.* Doch **ein Problem gibt es: Das Essen, welches nicht ketogen ist.** Nun haben Sie allerdings nicht sonderlich viel Wahl, auf das Essen zu verzichten, wenn die **Etikette den Konsum verlangt.** Was machen Sie, wenn Sie mit Ihrem Essverhalten nicht anecken wollen?

Lösung Nr. 1: Refeed-Day

Zum Glück schenkt die ketogene Ernährung ein bis zwei Mal pro Woche jenen Tag, an dem nahezu alles erlaubt ist. Die Information über eine Betriebsveranstaltung kommt meistens sehr früh, nur selten wird man spontan zu einem Event eingeladen. Wenn Sie früh Bescheid wissen, dann **planen Sie Ihren Refeed-Day so, dass er auf den Veranstaltungstag fällt.** Dann dürfen Sie bedenkenlos genießen. Sollte die *Etikette den Konsum eines sündhaft zuckerhaltigen Desserts verlangen, dann sei auch dies ausnahmsweise erlaubt.*

Lösung Nr. 2: Beharrlich bleiben

Die Wahrscheinlichkeit ist groß, dass es bei einem Betriebsessen Salat und Fleisch gibt. Ebenso wird es Wasser zu trinken geben. Den Rest essen und trinken sie nicht oder Sie lassen ihn einfach beiseite. *Falls Sie jemand nach dem Grund für Ihr Essverhalten fragt, dann erklären Sie sich und bleiben bei Ihrer Linie.* Ist gerade kein Refeed-Day, dann essen Sie maximal 50 Gramm Kohlenhydrate täglich. **Was eventuell Personen, Vorgesetzten und Bossen zunächst** unverständlich ist, wird im Nachhinein unter Umständen als **eiserne und vorbildliche Disziplin in Erinnerung bleiben**: „Diese Person hat tatsächlich ihre klare Linie gehalten; trotz des Drucks, unter dem sie gewissermaßen stand." Aus Ihren Handlungen lassen sich Rückschlüsse auf Ihren Charakter sowie Ihre beruflichen Fähigkeiten schließen. *Manchmal ist es besser, „negativ" in Erinnerung zu bleiben, weil man nicht mit der Masse geht, als positiv im Trubel des Abends unterzugehen.* Bedeutet: Eine Lösung ist, den eigenen Prinzipien treu zu bleiben, auch wenn es „seltsam rüberkommt" und vielleicht nicht von der großen Mehrheit für gut befunden wird. Denn im Nachhinein kann sich die Meinung über Ihr Verhalten deutlich zum Positiven wenden.

Lösung Nr. 3: Die Identifikation mit dem Unternehmen

Die dritte und letzte Lösung ist **nichts für schwache Nerven und sondern für kreative Personen.** Bei dieser Variante bleiben Sie beharrlich, aber liefern eine unschlagbare Begründung dafür, weswegen Sie sich so ernähren, wie Sie es tun, und sich bei dieser Betriebsveranstaltung keine Ausnahme gönnen werden.

Gehen wir als Beispiel von der folgenden Situation aus: Der Bereichsleiter Ihres Unternehmens sitzt mit Ihnen am Tisch und möchte die Begründung dafür wissen, wieso Sie Ihre Ernährung „derart einschränken" und sich nicht einmal an diesem Abend eine Ausnahme gönnen.

Nun könnten Sie all die feinen Argumente, die für die Keto-Ernährung sprechen, aufzählen und somit antworten. Aber **der Bereichsleiter will nicht allzu viel Biologie und Ernährungswissenschaft hören.** Halten Sie deswegen die *Erläuterungen über den Nutzen der Keto-Ernährung, mit fünf bis acht einfachen und prägnanten Sätzen, kurz.* Kommen Sie im Anschluss stattdessen – und genau hier liegt Ihr Trumpf – über die **emotionale Schiene.** Dies funktioniert im Idealfall über ein **Motiv, das die Unternehmenswerte widerspiegelt.** Wenn Sie den Bezug zum Unternehmen herstellen und so Ihre eiserne Disziplin im Rahmen der Keto-Ernährung begründen, dann haben Sie das Verständnis aller am Tisch sitzenden Personen sicher und hinterlassen zudem einen Wow-Effekt, bei dem klar ist: „Diese Person identifiziert sich absolut mit unserem Unternehmen. Sie wird uns noch große Dienste bringen. Wir müssen sie unterstützen!"

Wie gelingt Ihnen aber eine solche Geschichte, die entlang der Unternehmenswerte begründet, wieso Sie die Keto-Ernährung machen?

Im Grunde genommen ist das gar nicht so schwer: **Halten Sie sich die Werte Ihres Unternehmens vor Augen und überlegen Sie sich, inwiefern diese mit der Keto-Ernährung in Verbindung gebracht werden können.** Stellen Sie sich vor, die Keto-Ernährung sowie Ihre Disziplin wären

Ihr Produkt, und Sie müssten es den Personen um sich herum verkaufen. Überlegen Sie entlang der Werte des Unternehmens, was die Keto-Ernährung für einen Nutzen hat. *Denken Sie zudem über die Kernbotschaft nach, die Sie mit Ihrer Geschichte vermitteln wollen:*

- ▶ Möchten Sie zeigen, dass Sie diszipliniert sind?

- ▶ Ist es Ihr Ziel, Experimentierfreude unter Beweis zu stellen?

- ▶ Geht es Ihnen darum, einfach verstanden zu werden?

So kann es Ihnen auf kreative Weise gelingen, ein Motiv für Ihre Keto-Ernährung zu vermitteln, welches bei allen Personen im Unternehmen – ob hochrangig oder weniger hochrangig – sogar Eindruck hinterlässt.

#6: Abweichende Essenszeiten & Schichtsysteme managen

In diesem Abschnitt erhalten Sie Informationen dazu, wie Sie im Falle von abweichenden Essenszeiten und Schichtsystemen bei der Arbeit Ihre Keto-Ernährung optimal in die Tat umsetzen. Nämlich ist es *durchaus möglich, dass Sie mal eine Nacht im Büro durcharbeiten oder aber mehrere Wochen am Stück Überstunden schieben müssen, um Ihre Ziele zu erreichen.* Des Weiteren kann es ebenso sein, dass Sie in festen Schichtsystemen mit sogar Nachtschichten arbeiten. Wie es Ihnen gelingt, die verschiedenen Herausforderungen unter einen Hut zu bringen...

Ein Kampf gegen die innere Uhr

Haben Sie bereits von der inneren Uhr gehört? Menschen haben allesamt einen festen Rhythmus, wobei vom **zirkadianen Rhythmus** die Rede ist. Er ist uns angeboren und sieht einen festen Zeitraum für schlafen, wach sein, Ernährung und vieles mehr vor. Nun ist diese innere Uhr allerdings fest getaktet und orientiert sich an den Tages- sowie Nachtzeiten. **Schichtarbeiten haben das Problem, dass sie diesem Rhythmus im Wege stehen.** So ändern sich mit jeder Phase der wechselnden Früh- und Spätschichten sowie eventuellen Nachtschichten die Essenszeiten ebenso wie die Schlaf- und Wachzeiten. Dies hat Auswirkungen auf verschiedenste gesundheitliche Aspekte (deutsche-apotheker-zeitung.de):

- ▶ Körpertemperatur

- ▶ Stoffwechselvorgänge

- ▶ Puls & Blutdruck

- ▶ Reaktionszeit

▶ Stimmungslage

▶ Aufmerksamkeit

Insbesondere **Auswirkungen auf den Hormonspiegel machen sich bemerkbar**, da bestimmte Hormone bei Tag auf einem Hochlevel sind und andere auf einem Minimallevel. Ein Beispiel für eines solcher Hormone ist das *Schlafhormon Melatonin*. Dieses ist bei Dunkelheit auf einem hohen Level, weswegen dem Körper Schlafenszeit signalisiert wird. So erweisen sich *Nachtschichten sowie allzu frühes Aufstehen als kontraproduktiv für die geistige Leistungsfähigkeit, da hier das Melatonin als Schlafhormon noch auf einem hohen Level ist.*

Machen wir nun den Sprung zu Auswirkungen des zirkadianen Rhythmus auf die Ernährung:

▶ Neue Essenszeiten

▶ Falsche Zeitpunkte für Mahlzeiten

▶ Wahl der falschen Lebensmittel

Daraus resultieren letzten Endes Verdauungsprobleme ebenso wie Übergewicht und andere Erkrankungen, die mit einer ungesunden Ernährung in Verbindung zu bringen sind.

Wie gestalten sich nun die Lösungen?

Empfehlungen für Nachtschichten und nächtliche Bürosessions sowie Überstunden

Wer nachts arbeitet – egal, ob im Lager, Büro, in Einrichtungen oder sonst wo – ist den stärksten Herausforderungen ausgesetzt. Zwar ist eine Person, die nur hin und wieder nächtliche Überstunden im Büro macht, vor deutlich einfachere Herausforderungen gestellt, als eine Person, die regelmäßig nachts arbeitet. Doch im Allgemeinen sind die Regeln immer dieselben. Diese sehen wie folgt aus:

1. **Warmes während der Nacht**

   Eine *niedrige Körpertemperatur ist ein Signal zum Einschlafen.* Damit dieses Signal nicht eintritt, ist nachts der Konsum warmer Mahlzeiten angeraten. Diese verbrauchen zudem weniger Energie im Rahmen der Verdauung und stellen dadurch mehr Power für die Herausforderungen des Alltags zur Verfügung.

2. **Koffeinhaltige Getränke nicht vor dem Tagschlaf**

Nach einer durchgemachten Nacht steht üblicherweise der Tagschlaf vor der Tür. Dieser ist allein schon aus hormonellen Gründen kurz. *Koffeinhaltige Getränke vor dem Tagschlaf können dazu führen, dass der Tagschlaf noch kürzer ausfällt als sonst.* Folglich kommt es zu wenig Erholung, was den Organismus und die Leistungsfähigkeit einschränkt.

3. **Zwei Stunden vor dem Leistungstief essen**

Wenn Sie regelmäßig nachts arbeiten oder bereits die eine oder andere Nacht mit Überstunden zugebracht haben, dann ist es Ihnen möglich, einzuschätzen, wann ein Leistungstief aufkommt. *Damit dieses Leistungstief sich hinauszögert oder gar nicht zu Tage tritt, konsumieren Sie zwei Stunden vor dem erwarteten Zeitpunkt Ihre warme nächtliche Mahlzeit.*

4. **Viele Ballaststoffe nachtsüber essen**

Der *Verdauungstrakt ist während der Nacht nur eingeschränkt aktiv.* Deswegen kommt es bei Nahrung nachtsüber des Öfteren zu Verstopfungen. Ein Schwerpunkt der Nahrung liegt deswegen in dieser Zeit idealerweise auf *ballaststoffreichen Nahrungsmitteln, da diese die Verdauung erheblich fördern.*

Empfehlungen für allgemein abweichende Essenszeiten

Neben der Problematik der Nachtarbeit existiert zudem als große Herausforderung die **Möglichkeit abweichender Essenszeiten.** Dies ist *durch verschiedene Schichten gegeben sowie durch schwer planbare Pausen.* Ebenso trifft Leute, die beruflich täglich unterwegs sind, dieses Schicksal. Viele Empfehlungen lassen sich an dieser Stelle nicht aussprechen. Stattdessen soll ein wichtiger Punkt hervorgehoben werden: **Essen sollte immer in Ruhe erfolgen.**

Sollte also keine Zeit zum Essen sein, weil Sie zu stark gehetzt sind, dann *verlegen Sie das Essen auf einen Zeitpunkt, an dem Sie sich zumindest 15 Minuten Zeit dafür nehmen können.* So entfaltet das Essen die wichtige Komponente der Entspannung, da es während der Pausenzeit gemacht wird.

Sie haben dabei **einerseits die Option, auswärts zu essen, wozu Sie bereits Tipps erhalten haben. Andererseits können Sie selbst Speisen mitnehmen:**

▶ Vorgekochte Gerichte zum Erwärmen

- ► Ketogenes Brot (finden Sie in den Rezepten)

- ► Ketogene Smoothies

Somit gilt: Ist der Tagesablauf schwer einschätzbar, dann sollten Sie sich trotzdem Zeit zum Essen nehmen. Wenn es dann soweit ist, empfiehlt sich Essen auswärts ebenso wie mitgebrachte Speisen.

Der Klassiker: Morgens kein Hunger – muss das Frühstück sein?

Die Diskussion um das Frühstück ist eine zu heutigen Zeiten zunehmend verfahrene Debatte. Zwar gibt es immer mehr Studien sowie Stellungnahmen, die die Bedeutung des Frühstücks reduzieren (welt.de). Dabei offenbaren die *Sichtweisen, dass der Großteil der Menschen dem Urinstinkt nach nicht unbedingt auf das Frühstück angewiesen ist und ebenso wenig wirklich Hunger darauf hat.* Was wirklich richtig ist, steht in der Schwebe und muss jeder für sich selbst entscheiden.

Aus diesem elementaren Grund wird heutzutage in Lehr- sowie Studiengängen zum Ernährungsberater bzw. Ernährungswissenschaftler eine zunehmend offene Linie gelehrt. So wird auf die Vorteile eines Frühstücks verwiesen, welche u. a. mehr Energie und eine höhere Leistungsfähigkeit im Alltag mit sich bringen. Gleichwohl wird darauf eingegangen, dass Personen, die mit der Einnahme eines Frühstücks am Morgen überfordert sind, dieses auch ausbleiben lassen dürfen. Allerdings sei **ein kleiner Snack am Morgen das Minimum, um den später auftretenden Hunger gegen Vormittag oder Mittag geringer zu halten.** Da diese Linie sehr viel Spielraum liefert, ist dies zugleich die Empfehlung an Sie.

> Haben Sie morgens keinen Hunger, dann essen Sie kein ausgiebiges Frühstück. Nehmen Sie aber zumindest eine kleine Mahlzeit oder einen kleinen Snack ein und planen Sie Ihre gesunde Keto-Mittagsmahlzeit vernünftig, damit es später in Folge plötzlich auftretenden Heißhungers zu keinen Entgleisungen aus der Keto-Ernährung kommt.

Fazit: Berufsbezogene Herausforderungen mit guter Planung meistern

Die berufsbezogenen Herausforderungen mögen es – je nach persönlicher Ansicht – in sich haben. Doch mit den in diesem Kapitel enthaltenen Tipps gehen **Sie bei einer disziplinierten Umsetzung wesentlich einfachere und sichere Wege.** Hinzu kommt ein enormer Mehrwert, den Sie durch die Herausforderungen der Keto-Ernährung erhalten: **Sie tragen mit Hilfe einer Ernährungsumstellung auch zu Ihrer Persönlichkeitsentwicklung bei.** Vorstellen dürfen Sie sich dies wie folgt: Sie haben bereits in eventuellen Ausbildungen, Studien- und Lehrgängen sowie im Beruf Ihre Erfahrungen gemacht und dabei wahrscheinlich auch zahlreichen Widerständen getrotzt. Mit *dem Fortschritt Ihrer Karriere werden Sie sich noch weiteren Herausforderungen stellen müssen. Eine parallel stattfindende Ernährungsumstellung mit den zugehörigen Herausforderungen trägt dazu bei, dass Sie Transferfähigkeiten erlernen, die Sie aus dem gesundheitlichen auf den beruflichen Bereich übertragen werden können.* Scheuen Sie also den zusätzlichen Mehrwert, den Ihnen die Keto-Ernährung bietet, nicht, sondern nehmen Sie diesen als Gelegenheit wahr.

Welche Möglichkeiten gibt es für Berufstätige, die selbst wenig kochen?

Berufstätige Personen haben – besonders bei hohen Ambitionen – viele Dinge zu tun. Dies nimmt Zeit in Anspruch. Der Beruf und das Gesamtpaket drumherum machen es schwer, sich den Raum für andere Aspekte des Lebens zu schaffen. Wenn dann noch eventuell eine Beziehung, das Sauberhalten des eigenen Haushalts und parallel zum Beruf der eine oder andere Lehrgang bzw. eine Fortbildung hinzukommen, wird es **mit dem Freiraum noch schwerer**. Dabei ist es natürlich nicht von Vorteil, wenn das Kochen zusätzlich viel Zeit in Anspruch nimmt. In der Regel gilt: **Je weniger Berührung Sie bisher mit dem Kochen hatten, umso mehr Zeit wird es wahrscheinlich anfangs in Anspruch nehmen.** Neben dem zeitlichen Aspekt wird die Problematik darum ergänzt, dass die ersten Versuche zu Kochen häufig geschmacklich nicht das gewünschte kulinarische Meisterwerk ergeben. Nun stellt sich die Frage:

Wie bekommen Sie es hin, leckere Gerichte in Ihrer Keto-Ernährung unterzubringen, obwohl Sie selbst wenig Erfahrungen im Kochen haben und es noch dazu an der Zeit zur Umsetzung mangelt?

Eine Antwort fällt Ihnen womöglich beim Gedanken an das letzte Kapitel ein. Sie können **auswärts essen**. Wie Sie dies anstellen, ohne zu ungesunden Gerichten greifen oder versteckte Kohlenhydrate in Kauf nehmen zu müssen, wissen Sie bereits. Falls Sie eine kleine Auffrischung benötigen, dann rufen Sie sich im vorigen Kapitel unter dem Punkt „#3: Auswärts ketogen essen" alles Wichtige zum Essen auswärts in Erinnerung.

In diesem Kapitel werden Ihnen noch **fünf andere Wege aufgezeigt, die potenzielle Lösungen darstellen, falls Sie als berufstätige Person selbst wenig kochen:**

- ▶ Top 7 Lebensmittel für zuhause, um einfachste Schnellgerichte zuzubereiten

- ▶ Kochen in Gruppen & Tutorials im Internet

- ▶ Bestellungen für perfektes Timing

- ▶ Nahrungsergänzungsmittel & spezielle Low-Carb-Produkte

Top 7 Lebensmittel für zuhause, um einfachste Schnellgerichte zuzubereiten

Bei Schnellgerichten handelt es sich keineswegs um Fast-Food oder Fertiggerichte, die Sie im Laden aus der Theke holen. Schnellgerichte meinen *eigens von Ihnen erstellte und zubereitete*

Gerichte, die Sie schnell hinbekommen – und dies gelingt Ihnen auch **ohne ausgeprägte Kochkünste!** Einige Schnellgerichte kennen Sie sicher bereits. Dazu gehört z. B. Brot, welches Sie sich schmieren oder belegen. Allerdings ist Brot in der Keto-Ernährung nur an den kohlenhydratreicheren Refeed-Days erlaubt. Das spezielle Keto-Brot, welches Sie im Rahmen der Rezepte im nächsten Kapitel kennenlernen werden, dauert wiederum in der Zubereitung zu lange. Wenn Sie also etwas Schnelles und Simples haben möchten, weil Sie wenig Zeit oder Lust zum Kochen haben, dann **führt Sie Ihr Weg zu den Salaten, bei denen die sieben im Nachfolgenden vorgestellten Lebensmittel sehr zu empfehlen sind.**

Salatblätter

Salatblätter sind die Zutat, die als Inbegriff von Salaten gilt. Sollten Sie Salatblätter nicht mögen, dann können Sie diese gern ganz klein schneiden und nur dezent in den Salat einbinden. Dabei lohnt es sich, auch einen Blick auf **alternative Salatsorten** zu werfen, wie beispielsweise auf den roten Eichblattsalat.

Tomaten

Tomaten sind Power-Früchte mit ihren ganz besonderen Vorzügen. Dazu zählen neben den dem Volksmund weitestgehend bekannten Vitaminen die sekundären Pflanzenstoffe, worunter das sogenannte Lycopin fällt (tomaten-welt.de). Dieses **neutralisiert schädliche freie Radikale und schützt die Haut vor Schädigungen durch UV-Strahlung.** Des Weiteren steht das Lycopin im Ruf, die Wirkung bestimmter Krebsarten zu hemmen.

Avocado

Die Avocado als Power-Frucht mit dem **hohen Gehalt an ungesättigten und ernährungsphysiologisch wertvollen Fettsäuren** hat in der Keto-Ernährung Ihren festen Platz und ist nicht wegzudenken. Zu ihren Vorzügen zählen auch die **reichlichen Zubereitungsmöglichkeiten.** Neben dem bloßen Reinschneiden in einen Salat können Sie die Avocado bereits ganz einfach durch Kochen in einem leichten Zusatz an Wasser in eine Sauce verwandeln, die Sie nach Belieben würzen.

Lachs

Neben Lachs können Sie gerne ebenso andere Fischsorten einbinden. Doch die Praxis zeigt, dass **Lachs und Thunfisch mit den meisten Salatzutaten optimal harmonieren.** Zudem haben beide Fischsorten den Vorteil, dass sie fettreich sind und damit einen hohen Anteil wertvoller Omega-3-Fettsäuren mit sich bringen. Das hochwertige und reichhaltig vorhandene Eiweiß ist ebenfalls hervorzuheben.

Hähnchenstreifen

Haben Sie als Alternative zum Fisch mageres Fleisch bei sich im Kühlschrank liegen. Dieses lässt sich **bereits in wenigen Minuten in der Pfanne anbraten und anschließend dem Salat zufügen.** Wie wir gelernt haben, wird Fleisch zusätzlich zum hochwertigen Eiweiß die Rolle der Abwechslung zum Fisch zuteil. Allem voran **Hähnchenbruststreifen als mageres Fleisch erweisen sich als sehr stimmig in Kombination mit Salaten.**

Olivenöl

Das Olivenöl **rundet den Salat ab und verleiht ihm ein feines Aroma.** Natives bzw. kaltgepresstes Olivenöl ist jene Sorte, die den Speisen die letzte schmackhafte Note gibt. Doch passen Sie bei der Dosierung auf, da bereits ein Esslöffel Olivenöl den 100 Kalorien sehr nahe kommt! Nutzen Sie das Olivenöl deswegen sparsam und eher für den kleinen Akzent.

Gewürze & Kräuter

Zwar liefert das Olivenöl eine feine aromatische Note, jedoch darf es aufgrund seines hohen Kaloriengehalts nur sparsam und mit Bedacht eingesetzt werden. Deswegen kommt **Gewürzen und Kräutern eine große Rolle zu, um den Salaten einen komplett individuellen Geschmack zu verleihen.** Hier können Sie einerseits aus fertigen Kräutermischungen in Läden, andererseits aus einzelnen Gewürzen und Kräutern (z. B. Oregano, Thymian, Basilikum) schöpfen.

Probieren Sie jedes Mal bei einem neuen Salat eine andere Kräuter- und Gewürzmischung aus. Sie werden merken, wie stark die geschmacklichen Unterschiede dadurch sind, dass Sie nur die Kräuter und Gewürze variieren. Auch können Sie gerne andere Öle anstelle des Olivenöls ausprobieren. Besonders angesehen ist beispielsweise das Erdnussöl, welches den Speisen ein nussiges Aroma verleiht. Je mehr Sie bei den Salaten experimentieren, umso mehr werden Sie Freude an den Aktivitäten in der Küche finden und sich an immer komplizierteren Gerichten mit Erfolg versuchen.

Kochen in Gruppen & Tutorials im Internet

Dieser Ratschlag eignet sich vor allem dann für Sie, wenn Ihre Hindernisse nicht in der Zeit liegen, sondern Sie sich Sorgen machen, weil Sie keine großartigen Fähigkeiten beim Einsatz in der Küche haben. In diesem Fall hilft nur eines: **Übung**! Diese Übung können Sie sich auf verschiedenen Wegen holen. Zum einen können Sie **selbst einfach üben**. Dann werden Sie *mit jedem Gericht Ihre kulinarischen Fähigkeiten steigern*. Zum anderen stehen Ihnen zwei interessante Optionen zur Verfügung, um **kreativ zu üben: Zusammen mit anderen Personen in Gruppen und anhand von Tutorials im Internet**. Da die letzten beiden Vorschläge die spannenderen sind und Spielraum für ein paar nähere Informationen lassen, wird darauf im Folgenden kurz eingegangen.

Kochen in Gruppen

In diesem Fall stehen Ihnen **Familie und Freunde** bereit. Mit der Idee, mit den Arbeitskollegen einen gemeinsamen Kochabend zum Kennenlernen zu veranstalten, sollten Sie sich zumindest noch anfangs zurückhalten. In manchen Fällen wäre es nur bedingt produktiv für das Pflegen der Arbeitskontakte, wenn Sie schwarz gebratenes Hähnchen servieren. Sollten Sie also Übung brauchen, dann tun Sie sich mit engen Freunden sowie Familienmitgliedern zusammen, die mit Ihnen gemeinsam lachen können, falls in der Küche die Dinge mal nicht glücken. Hier werden Sie zudem *wesentlich entspannter und in der Lage sein, ohne Hemmungen nachzufragen, falls Sie sich beim Kochen unsicher sind.* Auf diesem Wege werden Sie Ihre **Fähigkeiten in der Küche verbessern**.

Tutorials im Internet

Es genügt bereits die Plattform **YouTube**, um zahlreiche Video-Anleitungen zu finden. *Zugegebenermaßen hat die Plattform ein Problem: Die Inhalte werden nicht auf Korrektheit geprüft.* Dies bedeutet, dass – solange keine Regeln gebrochen werden, wie im Falle unangemessener Inhalte – alles veröffentlicht werden kann. Folglich kann es dazu kommen, dass Sie unter einem ketogenen Rezept tatsächlich eines aufgetischt bekommen, welches sogar viele Kohlenhydrate enthält. Daher **folgende Tipps zu Video-Rezepten im Internet:**

1. Schauen Sie zunächst das Video komplett an und schreiben Sie sich die Zutaten auf.

2. Überprüfen Sie die genannten Zutaten mit dem kostenlosen Online-Tool Rezeptrechner-online.de.

3. Sollten am Ende bei dem Gericht 15-20 Gramm Kohlenhydrate und ein deutlich höherer Gehalt an Fetten sowie Proteinen herauskommen, dann ist es geeignet für die Keto-Ernährung.

4. Es gilt allerdings: Je weniger Kohlenhydrate und je mehr in der Keto-Ernährung für gesund befunde Lebensmittel das Gericht enthält, umso besser ist es.

Ansonsten sind Tutorials sehr praktisch, da Sie **direkt im Video sehen, wie welcher Zubereitungsschritt funktioniert.** Insbesondere, wenn Sie von Profis wie Jamie Oliver lernen, werden Sie im Handumdrehen Ihre Fähigkeiten als Koch bzw. Köchin auf ein hohes Niveau bringen.

Bestellungen für perfektes Timing

Bestellungen weisen sehr viele Parallelen zu der Auswahl der Gerichte beim Essen im Restaurant auf. Lassen wir nochmals die **wichtigsten Tipps zum Auswärtsessen Revue passieren:**

▶ Kommunizieren Sie, um Klarheit über den Kohlenhydratgehalt der Speisen zu gewinnen und um unter Umständen um eine andere Zubereitung der Speisen zu bitten.

▶ Wählen Sie eher gegarte und gedämpfte Speisen und verzichten Sie vor allem auf Paniertes und Frittiertes.

▶ Wählen Sie Ihr Restaurant so, dass Sie eine möglichst große Auswahl an für die Keto-Ernährung geeigneten Speisen haben.

All diese Regeln gelten auch, wenn Sie Restaurants/Lokale zum Bestellen und die dortigen Speisen aussuchen. Ansonsten hat das Bestellen aber einen essenziellen Unterschied, weswegen es in diesem Abschnitt separat behandelt wird: *Sie bekommen die Speisen zu einem für Sie passenden Zeitpunkt geliefert. Dadurch können Sie*

▶ ...die Ankunft der Speisen perfekt auf Ihren Feierabend oder den Beginn der Pausen timen.

▶ ...sich die Zeit sparen, selbst loszuziehen und im Restaurant aufs Essen zu warten.

▶ sich mit anderen Dingen beschäftigen und so wesentlich mehr am Tag schaffen.

Das Bestellen kann also **sparsamer und praktischer im Berufsalltag sein, als der Gang zum Restaurant.** Zwar hat es einen geringeren sozialen Wert, da Sie dann nicht in Gesellschaft oder zumindest Öffentlichkeit essen, doch alles in allem ist es eine willkommene Option im Rahmen der Keto-Ernährung.

Nahrungsergänzungsmittel & spezielle Low-Carb-Produkte

Kurz und knapp, da dies keine Werbeveranstaltung für die Pharmaindustrie und Supplement-Hersteller sowie -Händler werden soll: Es gibt zum Kauf **Nahrungsergänzungsmittel**. Diese sind *Vitaminsupplemente oder aber Mineralstoffsupplemente, die Ihnen helfen, Unterversorgung mit Vitaminen bzw. Mineralstoffen zu verhindern, wenn Sie keine Zeit für eine ausgewogene Ernährung haben.*

Neben diesen Mikronährstoffen gibt es **spezielle Low-Carb-Produkte** unter den folgenden Lebensmitteln:

- ▶ Eiweißriegel
- ▶ Spezielle Pulver für Pfannkuchen, Brot o. Ä.
- ▶ Proteinshakes

Wahrscheinlich haben Sie schon mehrere dieser Produkte gesehen. *Sollten Sie sich als Experiment eines dieser Mittel anschaffen, dann achten Sie darauf, dass es wirklich keine bis kaum Kohlenhydrate enthält.* Tun Sie dies, dann entdecken Sie in den Produkten durchaus **nützliche Begleiter im Berufsalltag, zu denen Sie bei Hunger greifen können, um den Körper schnell mit Energie zu versorgen.**

16 gesunde Keto-Rezepte für Berufstätige

Ein Glied fehlt noch im Rahmen dieses Buches: Dieses ist der höchst interaktive Teil mit den Rezepten. Es erwarten Sie **16 vielfältig zusammengestellte Rezepte, die sich trotz der Vielfalt optimal und leicht in den Berufsalltag integrieren lassen.** Damit die Rezepte den verschiedenen Geschmäckern gerecht werden, sind viele der Keto-Finessen gezogen worden. Je vier Rezepte für Frühstück, Mittagessen und Abendessen sowie vier herzhafte Desserts warten auf Sie.

Frühstücksstart: So beginnt der Tag optimal

Mit einem Frühstück legen Sie den **Grundstein für den perfekten Tagesablauf.** Das Frühstück bestimmt darüber, wie produktiv Sie den Großteil Ihres Arbeitstages gestalten. Deswegen finden Sie in den folgenden Frühstücksrezepten besonders gut durchdachte Optionen. Diese haben *einerseits einen hohen Ballaststoffgehalt für eine funktionierende Verdauung, andererseits liefern sie hochwertige Energie aus gesunden Fettquellen.* Zudem der Klassiker: Das ketogene Brot, welches Sie beliebig belegen und in großen Mengen mitnehmen können. Genießen Sie den Start in den Tag!

Avocado-Boot mit Ei & Speck: Optisch einladend und lecker zugleich

Nährwerte pro Portion: 371 kcal, 2 g KH, 14 g EW, 33 g FE

Zutaten für 2 Portionen:

- 2 Eier
- 2 Scheiben Frühstücksspeck
- 2 Stängel Petersilie
- 1 Avocado
- Salz
- Pfeffer

Zubereitung:

1. Zu Beginn den Backofen auf 180 °C Ober- und Unterhitze vorheizen.

2. Als Nächstes die Avocado am Kern entlang in zwei Hälften schneiden. Den Kern entfernen und die an der Stelle des Kerns befindlichen Mulden in beiden Avocado-Hälften vergrößern.

3. Anschließend pro Avocado-Hälfte je eine Scheibe des Frühstücksspecks in die Mulde legen.

4. Nun ein Ei zerschlagen und das Eigelb zuerst in eine Mulde geben. Daraufhin die Mulde mit dem Eiweiß auffüllen. Ebenso mit dem zweiten Ei bei der zweiten Avocado-Hälfte vorgehen.

5. Nach eigenem Ermessen salzen und pfeffern.

6. Sobald der Backofen vorgeheizt ist, die Avocados auf ein mit Backpapier ausgelegtes Backblech geben und im Ofen für knapp 20 Minuten backen.

7. Währenddessen die beiden Stängel Petersilie klein hacken.

8. Nach Ablauf der Zeit die Avocados herausholen und mit der Petersilie garnieren, um das Essen schmackhaft anzurichten.

Durch einen Esslöffel Olivenöl oder MCT-Öl erhält die Speise eine **feine aromatische Note** und zudem mehr **gesunde ungesättigte Fettsäuren**. Allerdings ist hier der höhere Kaloriengehalt zu berücksichtigen.

Ketogenes Brot: Als Vorrat, zum Mitnehmen oder für große Frühstücksrunden

Nährwerte pro Portion: 232 kcal, 6 g KH, 18 g EW, 14 g FE

Zutaten für 5 Portionen:

- 250 ml handwarmes Wasser
- 165 g Leinsamenmehl
- 50 g Sonnenblumenkerne
- 30 g Flohsamenschalen
- 3 Eier
- 1 ½ TL Kreuzkümmel (gemahlen)
- 1 TL Backpulver
- 1 TL Brotgewürz
- 1 TL Anis
- 1 TL Kurkuma
- Salz

Zubereitung:

1. Zuerst die Eier aufschlagen und die Eimasse in eine Schüssel geben.
2. Im Anschluss das handwarme Wasser hineingießen und den Inhalt mit einem Schneebesen verquirlen.
3. Den Backofen auf 180 °C Ober- und Unterhitze vorheizen.
4. Nun die restlichen Zutaten allesamt in die Schüssel addieren und alles gründlich miteinander vermengen. Danach den Teig ca. fünf Minuten ruhen lassen.
5. In der Zwischenzeit ein Backblech mit Backpapier auslegen und nach Ablauf der fünf Minuten den Teig auf das Backblech geben.
6. Teig zu einem Brotlaib formen und mit einem Messer längs einschneiden.
7. Als Nächstes den Brotlaib in den vorgeheizten Backofen einführen und ungefähr eine Stunde backen.
8. Sobald der Brotlaib eine ansprechende Farbe angenommen hat, aus dem Ofen holen und abkühlen lassen. Danach ist das Brot verzehrbereit.

Das Brot ist **optimal zum Mitnehmen auf die Arbeit.** Durch einen geeigneten Belag wird die Nährstoffzusammensetzung dahingehend optimiert, als dass das Brot mitsamt Belag einen höheren Fettgehalt aufweist. So bedeuten **drei bis vier Portionen zum Mitnehmen eine ketogene und gesunde Nährstoffversorgung über den ganzen Tag.** Rein in die Brotdose und rausholen, wenn der Hunger bei der Arbeit kommt! **Vorschläge für den Belag: Weidebutter, Ghee, Avocado, Lachs o. Ä.**

Eggs Benedict: US-amerikanische Tradition – aber bitte ketogen!

Nährwerte pro Portion: 506 kcal, 2 g KH, 11 g EW, 49 g FE

Zutaten für 2 Portionen:

➢ 50 g Blattspinat
➢ 2 Eier
➢ 2 Eigelb
➢ 1 Avocado
➢ 3 EL Weidebutter
➢ 1 EL Zitronensaft
➢ Salz
➢ Pfeffer

Zubereitung:

1. Zur Zubereitung der Sauce Hollandaise die Eigelb und den Zitronensaft in den angegebenen Mengen sowie Salz und Pfeffer nach eigenem Ermessen in eine Schüssel oder – falls vorhanden – einen Mixer geben.

2. Danach stark mixen, bis der Inhalt der Schüssel bzw. des Mixers komplett durchmischt ist.

3. Parallel zwei Esslöffel Weidebutter in einer Pfanne zerlassen und zur Masse aus Schritt 2 langsam hinzugeben, bis die Sauce dickflüssig ist.

4. Jetzt das Hauptgericht: Hier zu Beginn den Blattspinat mit ein bisschen Wasser in einer Pfanne erwärmen, sodass er einfällt.

5. Im nächsten Schritt das Wasser abgießen und den verbliebenen einen Esslöffel Weidebutter mit etwas Salz in die Pfanne zum Spinat hinzugeben.

6. Die Eier zerschlagen und auf dem Spinat in der Pfanne braten, bis sie als Spiegeleier fertig sind.

7. Nun den Spinat mit den Eiern oben drauf in zwei Portionen auf den Tellern verteilen, die Avocado in Stücke geschnitten mit hinzugeben und das Gericht final mit der Sauce Hollandaise übergießen.

Frühstücks-Lasagne: Kalorienreicher Genuss für einen starken Tag

Nährwerte pro Portion: 621 kcal, 5 g KH, 34 g EW, 50 g FE

Zutaten für 8 Portionen:

- 400 g Bratwurst
- 400 g Frischkäse
- 350 ml Rinderbrühe
- 125 g Mozzarella
- 125 g geriebener Parmesan
- 100 g gekochter Schinken
- 100 g Speck
- 40 g Butter
- 18 Eier
- Salz
- Pfeffer

Zubereitung:

1. Mit dem Vorheizen des Ofens auf 160 °C Umluft beginnen.

2. Dann eine große Pfanne einfetten und auf dem Herd erhitzen.

3. Jetzt alle Eier in eine große Schüssel schlagen und dort verquirlen.

4. Daraufhin die Hälfte der Eimasse aus der Schüssel in die Pfanne gießen und zu einem Omelett stocken lassen. Nach Ablauf von vier Minuten den Herd einige Stufen runterschalten.

5. Den Pfanneninhalt nach Belieben mit Salz und Pfeffer würzen. Dann beiseitestellen.

6. Nun denselben Ablauf mit der zweiten Hälfte der Eimasse machen und diese ebenso beiseitestellen.

7. Im Anschluss das Bratwurstbrät aus der Pelle drücken, in eine neue Pfanne geben und bis zu sechs Minuten krümelig braten.

8. Daraufhin den Frischkäse einrühren und auch die Brühe ergänzen.

9. Im weiteren Verlauf die Sauce regelmäßig umrühren und dabei knapp zwei Minuten köcheln lassen, bis sie eindickt. Die Sauce mit Salz und Pfeffer abrunden.

10. Jetzt eine hohe und eckige Auflaufform einfetten und die erste Schicht der gestockten Eimasse hineingeben.

11. Als Nächstes diese erste Schicht in der Auflaufform mit einem Drittel der Bratwurstsauce gleichmäßig begießen und den gekochten Schinken zur Hälfte darauf geben.

12. Im nächsten Schritt die zweite Schicht Eimasse in die Auflaufform hinzufügen und darauf das zweite Drittel der Sauce verteilen.

13. Das Gesamte final mit dem restlichen Schinken sowie dem Mozzarella belegen. Zudem den letzten Teil der Sauce darüber geben und mit Parmesan bestreuen.

14. Nun geht es bei 160 °C Umluft für 30 Minuten in den Backofen. Danach ist das Gericht fertig!

Da dieses Rezept für sage und schreibe 8 Portionen reicht, eignet es sich **ausgezeichnet als Vorrat.** Die restlichen 7 Portionen eingefroren, haben Sie **somit jederzeit etwas, das Sie morgens auf die Schnelle erwärmen und essen können.**

Vielfalt des Mittagessens: Von Fernost bis zum Orient!

Die Mittagszeit ist die Halbzeit vom Beginn zum Ende eines aktiven Tages. *Damit auch am Abend das Aktivitätslevel noch hoch ist und Sie vor Energie strotzen, muss daher ein gutes Mittagessen her.* Deswegen wurde keine Mühe gescheut, hier besonders kreative Rezepte zusammenzustellen. Doch Kreativität bedeutet keineswegs großen Aufwand. Denn mit diesen Rezepten bringen Sie **Kreativität und Einfachheit spielerisch leicht in Verbindung.** Versuchen Sie sich selbst!

Sesam-Minze-Patties in Rekordgeschwindigkeit

Nährwerte pro Portion: 366 kcal, 2 g KH, 30 g EW, 26 g FE

Zutaten für 3 Portionen:

➢ 500 g Hackfleisch
➢ 10 g Sesamsamen
➢ 1 Ei
➢ 2 EL Olivenöl
➢ 1 Handvoll Minze
➢ Salz
➢ Pfeffer

Zubereitung:

1. Erstmal die Minze kleinhacken.

2. Danach Öl in eine Pfanne geben und erhitzen.

3. Das Ei zerschlagen und in eine Schüssel geben. Die restlichen Zutaten ebenfalls zugeben.

4. Nun den gesamten Schüsselinhalt gründlich miteinander vermengen.

5. Alles zu kleinen Patties formen und 15 Minuten lang unter regelmäßigem Wenden beidseitig braten. Und schon sind sie fertig!

Zucchini-Nudeln mit Wildlachs in Kokos-Sauce: Einfach zum Gourmet werden

Nährwerte pro Portion: 380 kcal, 5 g KH, 18 g EW, 31 g FE

Zutaten für 2 Portionen:

- 150 g Wildlachs-Filet
- 125 g Zucchini
- 100 ml Kokosmilch
- 35 g Frühlingszwiebel
- 1 Knoblauchzehe
- 1 Bund Dill

- ½ Limette
- 3 EL Apfelessig
- 2 EL Olivenöl
- 1 EL MCT-Öl
- Salz
- Pfeffer

Zubereitung:

1. Anfangs die Zucchini waschen und in sehr dünne, den Spaghetti ähnlichen, Fäden schneiden.

2. Im Anschluss die Frühlingszwiebel und die Knoblauchzehe schälen und fein hacken.

3. Nun das Olivenöl in die Pfanne geben. Die weißen Stücke der Frühlingszwiebel sowie den Knoblauch darin leicht andünsten. Mit den grünen Sprossen der Frühlingszwiebel warten.

4. Als Nächstes den Wildlachs beidseitig mit Salz und Pfeffer bestreuen und die Hälfte der Limette zum Beträufeln über beiden Seiten des Filets auspressen.

5. Daraufhin den präparierten Wildlachs zusammen mit den Zwiebel- sowie Knoblauchstücken in der Pfanne für kurze Zeit anbraten.

6. Anschließend mit der Kokosmilch ablöschen und mit Apfelessig, MCT-Öl sowie Salz und Pfeffer abschmecken.

7. Im letzten Arbeitsschritt die bereits geschnittenen „Zucchini-Nudeln", den Dill sowie die grünen Sprossen der Frühlingszwiebel mit hinzugeben und den Pfanneninhalt noch zwei bis drei Minuten köcheln lassen.

Sie haben im Kapitel über die Tipps zur praktischen Umsetzung **sinnvolles Küchenzubehör** kennengelernt, welches die Abläufe beim Kochen beschleunigt. Exakt eines dieser Hilfsmittel kommt idealerweise bei diesem Rezept zum Einsatz: Der **Spiralschneider, um die Zucchini in lange und feine Fäden zu schneiden.** Mit dem Spiralschneider gelingt Ihnen dies im Handumdrehen und das Gericht sieht besonders ästhetisch aus.

Lammfilet mit Gemüse: Orientalischer Schmaus zur Mittagsstund'

Nährwerte pro Portion: 369 kcal, 7 g KH, 24 g EW, 26 g FE

Zutaten für 2 Portionen:

- ➤ 200 g Lammfilet
- ➤ 160 g Okraschoten
- ➤ 160 g Aubergine
- ➤ 2 EL Olivenöl
- ➤ 1 EL Butterschmalz
- ➤ 1 Zweig Rosmarin
- ➤ Kreuzkümmel
- ➤ Meersalz
- ➤ Paprikapulver (edelsüß)

Zubereitung:

1. Zuallererst den Backofen auf 200 °C Umluft vorheizen.

2. Daraufhin die Okraschoten sowie die Auberginen putzen. Im Anschluss die Enden der Okraschoten abschneiden und die Schoten der Länge nach in zwei Hälften schneiden.

3. Die Aubergine in mundgerechte Würfel teilen.

4. Jetzt ein Backblech mit Papier auslegen und darauf das Gemüse verteilen. Alles mit Paprikapulver, Kreuzkümmel sowie Meersalz würzen und zum Schluss mit Olivenöl beträufeln.

5. Das Gemüse durchmischen und 20 Minuten lang im vorgeheizten Ofen garen.

6. Nach einer Viertelstunde das Butterschmalz erhitzen und den Rosmarinzweig ins Fett in eine Pfanne legen.

7. Zum Abschluss das Lammfilet mit dem Meersalz würzen und in der Pfanne rundherum anbraten. Danach fünf Minuten ruhen lassen.

8. Gemüse und Lammfilet gemeinsam servieren und das Gemüse mit dem Butterschmalz aus der Pfanne beträufeln.

Hot-Chili-Suppe: Leicht scharf, aber wärmend und wohltuend

Nährwerte pro Portion: 385 kcal, 4 g KH, 23 g EW, 30 g FE

Zutaten für 4 Portionen:

- ➤ 360 ml Hühnerbrühe
- ➤ 350 g Hühnerfleisch
- ➤ 60 g Frischkäse
- ➤ 32 g Tomatenmark
- ➤ 30 g Butter
- ➤ 15 ml Limettensaft

- ➤ 2 Chilischoten
- ➤ 1 Avocado
- ➤ 2 EL Olivenöl
- ➤ ½ TL Kreuzkümmel (gemahlen)
- ➤ Salz
- ➤ Pfeffer

Zubereitung:

1. Als Erstes die Chilischoten von den Kernen befreien und in kleine Stücke schneiden.
2. Dann das Hühnerfleisch zerkleinern.
3. Jetzt zwei Esslöffel Olivenöl in einer Pfanne erhitzen und darin das Hühnerfleisch anbraten.
4. Als Nächstes die klein geschnittenen Chilischoten in 360 Millilitern Hühnerbrühe in einem Topf köcheln lassen. Den Topfinhalt mit Kreuzkümmel, Salz und Pfeffer abschmecken.
5. Die Suppe nun aufkochen lassen und Tomatenmark sowie Butter unterrühren.
6. Im weiteren Verlauf die Suppe noch fünf bis zehn Minuten köcheln lassen.
7. Nun den Limettensaft hineinpressen.
8. Für eine Portion ein Viertel des gebratenen Fleisches auf einen Suppenteller geben und mit der Suppe auffüllen. Für mehr Portionen mehr Fleisch nehmen.
9. Pro Portion die Suppe mit 15 Gramm Frischkäse verfeinern. Bei Bedarf mit Salz und Pfeffer nochmals nachwürzen.
10. Zu guter Letzt die Avocado halbieren, entkernen und ein Viertel des Fruchtfleisches pro Portion ebenfalls zu der Suppe hinzufügen.

Optional lassen sich noch **Koriandersamen in einer Pfanne in Olivenöl erhitzen**. So entfaltet sich ein typisches Aroma. Am Ende können Sie **die Suppe mit dem Koriander garnieren** und damit eine feine Geschmacksnote setzen.

Abendessen: Den Tag gebührend ausklingen lassen

Am Ende des Tages möchten Sie sich vielleicht **mit dem Essen belohnen oder trösten.** Was auch immer es ist: *Diese Rezepte helfen Ihnen in jeder Stimmungslage, den Tag zu einem positiven Abschluss zu bringen.* Noch dazu sind zwei der Rezepte derart kalorienarm, dass Sie diese ohne Probleme mit den Desserts am Ende dieses Kapitels kombinieren können. Wie Sie sehen, ergeben sich also **reichlich Spielräume, um den Abend entspannt zu verbringen.** Sie sind nun am Zug!

Gebackener Blumenkohl: Das Rezept mit dem Besonderheitswert

Nährwerte pro Portion: 231 kcal, 7 g KH, 7 g EW, 19 g FE

Zutaten für 4 Portionen:

- 1000 g Blumenkohl
- 45 g Kokosöl
- 30 g Butter
- ½ Knoblauchzehe
- 2 EL Sauce Hollandaise
- 2 TL Salz

Zubereitung:

1. Zuerst den Blumenhohl waschen, halbieren und auf ein mit Backpapier ausgelegtes Backblech legen.
2. Dann den Ofen auf 150 °C Umluft vorheizen.
3. Während der Wartezeit den Knoblauch schälen und fein hacken.
4. Nun die Butter sowie das Kokosöl in einer Pfanne schmelzen lassen und mit dem Knoblauch mischen.
5. Daraufhin einen Pinsel nehmen und den Blumenkohl mit der Masse aus der Pfanne bestreichen.
6. Zwei Minuten warten und den bestrichenen Blumenkohl mit Salz bestreuen.
7. Jetzt den Blumenkohl in den vorgeheizten Ofen geben und dort 30 Minuten backen.
8. Am Ende den Blumenkohl herausholen und mit der Sauce Hollandaise garnieren.

Zwar verstößt der Blumenkohl keineswegs gegen Keto-Regeln, aber **ein etwas höherer Fett- und Eiweißgehalt wären nicht verkehrt.** Die Chance zur Optimierung des Eiweiß- und Fettgehalts bieten **ein paar Hähnchenstreifen**. Einfach separat braten, den gebackenen Blumenkohl in mundgerechte Stücke teilen und dann die Hähnchenstreifen hinzugeben.

Avocado-Thunfisch-Salat: Was Leichtes für den Magen und die Sinne

Nährwerte pro Portion: 425 kcal, 8 g KH, 16 g EW, 35 g FE

Zutaten für 2 Portionen:

- 158 g Avocado
- 100 g Eier
- 85 g Thunfisch (aus der Dose)
- 85 g roter Eichblattsalat
- 18 g grüne Oliven
- 10 g Zwiebel
- 2 EL Balsamico
- 1 EL Olivenöl

Zubereitung:

1. Am Anfang die Eier zehn bis 15 Minuten kochen.

2. Danach die Salatblätter mundgerecht schneiden und in eine große Schüssel füllen.

3. Als Nächstes die Avocado halbieren, entkernen und das Fruchtfleisch – in Würfel geschnitten – in dieselbe Schüssel geben.

4. Nun die Zwiebel in feine Stückchen hacken und zusammen mit den grünen Oliven ebenfalls in die Schüssel hinzufügen.

5. Den Thunfisch abtropfen lassen und in die Schüssel geben, dabei mit einer Gabel in kleine Stücke bröckeln.

6. Sobald die Eier fertiggekocht sind, diese schälen und in kleine Stücke teilen. Ebenfalls der Schüssel zufügen.

7. Zuletzt den gesamten Schüsselinhalt mit Olivenöl und Balsamico abrunden und gut miteinander vermischen. Und der Salat ist schon fertig!

Spargel im Speckmantel: Stilvoll und kalorienarm zu Abend essen

Nährwerte pro Portion: 206 kcal, 6 g KH, 14 g EW, 13 g FE

Zutaten für 2 Portionen:

- ➢ 500 g Spargel
- ➢ 100 g Speck
- ➢ 20 ml Kokosöl
- ➢ 1 TL Salz
- ➢ ½ TL Pfeffer

Zubereitung:

1. Zuerst den Ofen auf 150 °C Umluft vorheizen.

2. Während der Ofen vorheizt, den Spargel waschen und schälen. Anschließend je drei Stangen am Stück mit einer Scheibe Speck umwickeln.

3. Die mit Speck umwickelten Spargelstangen auf ein mit Backpapier ausgelegtes Backblech legen.

4. Nun die Spargelstangen mit Kokosöl einölen und mit Salz und Pfeffer abrunden.

5. Abschließend die präparierten Spargelstangen bei 150 °C Umluft im vorgeheizten Backofen 20 bis 30 Minuten lang backen.

Mit sehr wenig Aufwand zubereitet und absolut kalorienarm, können Sie den Spargel im Speckmantel **als Vorspeise für ein üppigeres Abendmahl** verwenden. Aufgrund des geringen Kaloriengehalts ergeben sich mannigfaltig Einsatzmöglichkeiten für das Gericht. Ebenso eignet es sich als **kleiner Snack für zwischendurch**.

Hähnchen in Buttermilchsauce: Der besonders zubereitete 5-Sterne-Hit

Nährwerte pro Portion: 465 kcal, 6 g KH, 29 g EW, 34 g FE

Zutaten für 3 Portionen:

- 300 g Hähnchenschenkel
- 300 g Spargel (weiß)
- 100 ml Buttermilch
- 100 ml Gemüsebrühe
- 4 Stängel Petersilie
- ½ Zitrone
- 3 EL Olivenöl
- 8 TL Butter
- 1 TL Paprikapulver (edelsüß)
- Salz
- Pfeffer

Zubereitung:

1. Im ersten Schritt den Backofen auf 200 °C Umluft vorheizen.

2. Die Buttermilch sowie das Olivenöl und Paprikapulver zu einer Marinade verrühren und mit Salz und Pfeffer abrunden.

3. Als Nächstens die Hähnchenschenkel kalt abwaschen, trocken tupfen und in eine Auflaufform geben. Darauf die Marinade gießen und alles für 40 Minuten im vorgeheizten Ofen garen.

4. Währenddessen den Spargel von den Enden befreien. Im Anschluss schälen und waschen.

5. Anschließend die Butter in einer Pfanne zerlassen und den Spargel bei mittlerer Hitze solange anbraten, bis er Farbe bekommt.

6. Die Gemüsebrühe in die Pfanne zum Spargel hinzugießen und den Pfanneninhalt mit einer Prise Salz würzen.

7. Nun die Hälfte der Zitrone in die Pfanne auspressen und bei kleiner Hitze den Pfanneninhalt 15 Minuten köcheln lassen.

8. Als Nächstes die Petersilie waschen, trockenschütteln und in feine Stückchen hacken. Einen kleinen Teil der Petersilie zum Garnieren beiseitelegen.

9. Danach den Spargel auf den Tellern verteilen und die Hähnchenschenkel darauf geben. Den Buttermilch- und Spargelfond in einen Mixer oder ein separates Behältnis geben und kräftig mixen.

10. Daraufhin den Großteil der Petersilie unterrühren und alles mit Salz und Pfeffer abschmecken.

11. Das Gericht auf den Tellern mit der Sauce übergießen und zuletzt die zurückgelegte Petersilie darüberstreuen. Servierfertig!

Herzhafte Desserts: Warum die Keto-Ernährung alles andere als eine Entbehrung ist...

Die vier Rezepte für Desserts geben diesem Buch einen besonders herzhaften und fruchtigen Abschluss. *Mit einfachen, auf wenigen Zutaten basierenden und dennoch schmackhaften Rezepten werden Sie hier merken, dass die ketogene Ernährung alles andere als eine Entbehrung ist.* Es gibt eine Fülle an Rezepten mit ihren ganz besonderen Vorzügen, die mit ihren **natürlichen Zutaten** und dem **daraus resultierenden authentischen Geschmack** im Vergleich zu den gängigen Süßigkeiten und Nachtischen eine einzigartige Erfahrung sind. Gehen Sie selbst auf eine geschmackliche Erkundungstour!

Mandel Fat Bombs: Zu jeder Jahreszeit ein Hit!

Nährwerte pro Portion: 270 kcal, 4 g KH, 3 g EW, 26 g FE

Zutaten für 12 Portionen:

- ➤ 225 g Mandelmus
- ➤ 170 g Kokosöl
- ➤ 30 g Butter
- ➤ 2 TL Stevia (flüssig)

Zubereitung:

1. Zum Anfang alle Zutaten in ein hohes Behältnis geben.

2. Dann den Inhalt im Messbecher in der Mikrowelle solange erhitzen, bis das Kokosöl sowie die Butter flüssig werden.

3. Anschließend aus der Mikrowelle herausholen und den Inhalt zu einem glatten Brei pürieren.

4. Die daraus resultierende Masse in eine Form für Eiswürfel oder in Muffin-Förmchen geben und zwei Stunden im Kühlschrank aufbewahren. Danach ist das Dessert angerichtet.

Die einzelnen Stücke lassen sich in jeder Art von Form anrichten, sodass Sie insbesondere **für die Weihnachtszeit** die Möglichkeit haben, **ketogene Plätzchen** vorzubereiten: Der Keto-Spaß für die ganze Familie im Rahmen einer sinnlichen Bescherung... Wenn das mal nicht fantastisch klingt!

Mousse à la Limette: Erfrischend, luftig, leicht

Nährwerte pro Portion: 207 kcal, 2 g KH, 8 g EW, 18 g FE

Zutaten für 2 Portionen:

- 90 ml Sahne
- 40 ml Limettensaft
- 40 g Eigelb
- 10 g Erythrit
- 8 g Gelatine (Pulver)
- ¼ TL Orangenaroma

Zubereitung:

1. Als Erstes die Sahne in eine Schüssel geben und steif schlagen.

2. Danach zwei Eier zerschlagen und die Eigelbe von den Eiweißen trennen. Die Eigelbe in eine kleine Schale geben und die Eiweiße am besten anderweitig verwenden.

3. Nun 10 Gramm Erythrit zum Eigelb in die Schale hinzugeben und den Inhalt gut verrühren.

4. Als Nächstes den Limettensaft sowie das Orangenaroma in einem Wasserbad erwärmen. Nach einiger Zeit die Gelatine addieren und solange mit Limettensaft und Orangenaroma umrühren, bis sie sich auflöst.

5. Danach die Eigelbmasse unter die Mischung aus Schritt 4 unterrühren und abkühlen lassen.

6. Nach kurzer Abkühlzeit die Sahne unterheben und das Mousse auf zwei Gläser verteilen.

7. Schließlich das Mousse zwei Stunden im Kühlschrank kühlen.

Bei Erythrit handelt es sich um einen Zuckerersatzstoff, der natürlichen Ursprungs ist. Er kommt in Obst- und Gemüsesorten vor und wird in einem chemischen Verfahren extrahiert, wobei er am Ende dieses Verfahrens unverändert vorliegt. Die Süßkraft liegt unterhalb der des Zuckers, doch überzeugt der Zuckerersatzstoff mit einer eigenen charakteristischen Süße und der Tatsache, dass er ohne die negativen Auswirkungen des Zuckers auskommt. Kein Auf und Ab des Blutzuckerspiegels und der ausbleibende Gehalt an Kalorien machen den Zuckeraustauschstoff zu einer beliebten Alternative zum Zucker, die immer mehr in das Bewusstsein der Öffentlichkeit rückt. Des Weiteren gehört die Zuckeralternative Erythrit zur Gruppe der Kohlenhydrate, doch werden diese anders verstoffwechselt, sodass der Einsatz im Rahmen der Keto-Ernährung ohne Bedenken möglich ist.

Schokoladen-Erdbeeren als fruchtige Verführung

Nährwerte pro Portion: 69 kcal, 3 g KH, 1 g EW, 6 g FE

Zutaten für 10 Portionen:

➢ 100 g Edelbitterschokolade (90 %)
➢ 10 Erdbeeren
➢ 1 TL Kokosöl

Zubereitung:

1. Die Schokolade und das Kokosöl in einem Wasserbad schmelzen lassen und anschließend gut miteinander mischen.

2. Als Nächstes die Erdbeeren waschen und in die Schokoladenmasse mit Kokosöl hineintauchen.

3. Die mit Schokolade überzogenen Erdbeeren auf ein Backofen-Gitter legen und abkühlen lassen.

Insbesondere **am Valentinstag oder zum Geburtstag des/der Liebsten** hat dieses Dessert eine enorme Klasse. Es überzeugt sowohl optisch als auch geschmacklich und **verleiht dem jeweiligen Anlass eine minimalistische, aber sehr liebe Note.**

Avocado-Eis extravagant mit Minze

Nährwerte pro Portion: 245 kcal, 2 g KH, 2 g EW, 25 g FE

Zutaten für 4 Portionen:

➢ 200 ml Sahne
➢ 70 g Erythrit
➢ 1 Avocado
➢ 2 EL Limettensaft
➢ Etwas Pfefferminze

Zubereitung:

1. Am Anfang die Avocado längs halbieren, entkernen, schälen und in Stücke schneiden.

2. Im Anschluss die Avocado-Stücke in eine Schüssel geben und den Limettensaft sowie das Erythrit addieren. Dann alles mit einem Stabmixer pürieren.

3. Jetzt die Schlagsahne in einer separaten Schüssel steif schlagen und dem Avocado-Püree aus Schritt 2 unterheben.

4. Daraufhin die Minzblätter abzupfen und fein hacken. Einen kleinen Teil aufbehalten und den Rest ebenfalls in das Püree unterrühren.

5. Im nächsten Schritt eine kleine Auflaufform mit Backpapier auslegen und dort die Avocado-Sahne-Mischung einfüllen und glattstreichen. Danach die Mischung vier Stunden einfrieren.

6. Abschließend das Backpapier vorsichtig entfernen, die Mischung in Quadrate schneiden und mit der noch verbliebenen gehackten Pfefferminze dekorieren.

Abschluss

Die ketogene Ernährung: Mehr als nur ein Trend! Der effektive Rettungsanker, wenn alle anderen Diäten scheitern. Das natürliche Therapiemittel bei neurologischen Erkrankungen wie Epilepsie. Entzündungshemmer und Sportlergeheimmittel zugleich. Und zu guter Letzt: Leistungsbooster für Berufstätige in den verschiedensten Branchen.

Eine Keto-Ernährung hat viele Rollen und Facetten und wird all diesen gerecht, sofern sie vernünftig durchgeführt wird. Sie haben sich in diesem Buch mit der ketogenen Ernährung speziell für Berufstätige auseinandergesetzt. Diese hat ihre eigenen zusätzlichen Hürden, aber insbesondere im Kontext mit dem Beruf liefert sie grandiose Perspektiven. Dank der Erkenntnisse der Wissenschaft sowie experimentierfreudiger und kluger Menschen lässt sich mittlerweile fundiert nachweisen, wieso die ketogene Ernährung so nützlich ist. Die Abläufe im Körper sowie deren Auswirkungen aufs Gehirn lassen dabei mehr als nur naheliegen, dass die Keto-Ernährung die geistige sowie körperliche Leistungsfähigkeit auf ein neues Level hievt. Klare Erkenntnisse liegen vor, die neben der gesteigerten Leistungsfähigkeit die Keto-Ernährung durch folgende weitere Vorteile für den beruflichen Alltag optimal machen:

- ▶ Steigerung des allgemeinen Wohlbefindens durch Entzündungshemmung & Senkung des Stresslevels

- ▶ Gewichtsreduktion & Formung der Figur

- ▶ Verbesserung des äußeren Erscheinungsbildes von Haut, Haaren & Gesicht

Wäre die ketogene Ernährung so einfach umzusetzen – denken sich viele – würde wohl jede berufstätige Person dieser Ernährungsform nachgehen. Doch Moment: Sie ist einfach umzusetzen!

Denn mit diesem Buch in der Hand haben Sie alle notwendigen Instrumente für den Erfolg bei der Keto-Ernährung. Sie wissen Bescheid, wie Sie den Nachteilen und Herausforderungen – insbesondere denen im Berufsleben – trotzen und nach einiger Zeit nur noch aus den Vorteilen Ihrer Ernährungsumstellung schöpfen. Sie haben mit dem PAL-Verfahren sogar präzise Messverfahren zur Bestimmung des Leistungsumsatzes als Beitrag zur gesamten Kalorienbilanz erhalten. Ganz zu schweigen von den Rezepten...

Nun kommt es nur noch darauf an, dass Sie loslegen und durchstarten. Timen Sie deswegen den Start in die Ernährungsumstellung richtig, damit die mögliche Keto-Grippe im Idealfall auf berufsfreie Tage fällt. Dann haben Sie schon die erste Hürde genommen und der Rest ist nur noch eine Frage der Offenheit: Wenn Sie den neuen Rezepten offen begegnen, diese in die Tat umsetzen und noch dazu bei aufkommenden Problemen in die Tipps zur praktischen Umsetzung reinschauen, dann wird alles gut laufen.

Und wenn mal was schiefläuft?

Dann Mund abputzen und weitermachen! Es wird sich lohnen...

Gratis-Bonusheft

Vielen Dank noch einmal für den Erwerb dieses Buches. Als zusätzliches Dankeschön erhalten Sie von mir ein E-Book, als Bonus, und völlig gratis.

Dieses beinhaltet weiterführende Tipps und Wissenswertes zu den besten Nahrungsmitteln, mit denen Sie Ihre ketogene Ernährung bereichern können. Wie Sie im Verlaufe dieses Buches erfahren haben, sind nicht alle Lebensmittel für die ketogene Ernährung geeignet. Mit der Auflistungen von gesunden Lebensmitteln aus verschiedenen Nahrungskategorien und zahlreichen praktischen Tipps von der Auswahl bis zur Verarbeitung erhalten Sie mit dem Bonusmaterial eine weitere Hilfestellung zur praktischen und erfolgreichen Umsetzung der ketogenen Ernährungsweise.

Sie können das Bonusheft folgendermaßen erhalten:

Um die geheime Download-Seite aufzurufen, öffnen Sie ein Browserfenster auf Ihrem Computer oder Smartphone und geben Sie Folgendes ein: www.ketokoenig.com/bonusheft

Sie werden dann automatisch auf die Download-Seite geleitet.

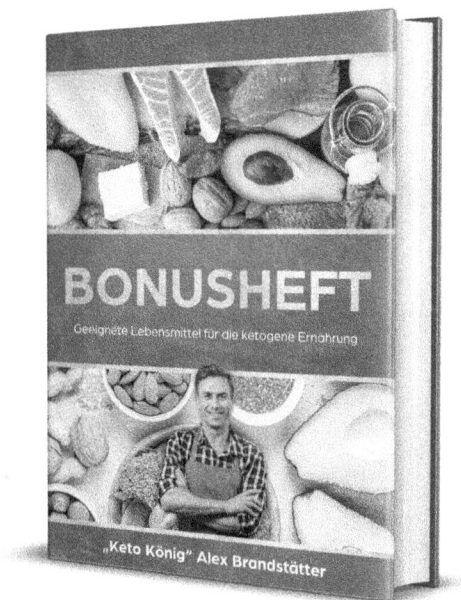

Bitte beachten Sie, dass dieses Bonusheft nur für eine begrenzte Zeit zum Download verfügbar ist.

Quellen

Sie können alle hier genannten Quellen auch auf meiner Internetseite finden, sodass Sie nicht den kompletten Link eingeben müssen: https://ketokoenig.com/quellen.

https://foodpunk.de/kohlenhydrate-gemuese-keto-diaet/

https://8fit.com/de/ernahrung/so-erkennt-man-ketose/

https://www.bundesregierung.de/breg-de/aktuelles/naehrwertkennzeichnung-ist-pflicht-348186

https://www.lebensmittellexikon.de/g0002570.php

https://www.spektrum.de/lexikon/neurowissenschaft/gehirnstoffwechsel/4122

https://www.ncbi.nlm.nih.gov/pubmed/21489321

https://www.mh-hannover.de/fileadmin/institute/klinische_biochemie/downloads/vorlesungen/Gluconeogenese_Tiedge_V5.pdf

https://n.neurology.org/content/88/16_Supplement/P3.090

https://www.ncbi.nlm.nih.gov/pmc/articles/PMC5012517/

https://www.ugb.de/ernaehrungsberatung/ketogene-diaet-ernaehrung-bei-krebs/

https://www.ncbi.nlm.nih.gov/pmc/articles/PMC5012517/

https://readersdigest.de/ch/gesundheit/diaet-ernaehrung/item/so-halten-sie-ihren-blutzucker-im-zaum

https://academic.oup.com/ajcn/article/86/1/107/4633089

https://ketoseportal.de/ketose-und-haut-veraenderungen/

https://www.cell.com/cell-metabolism/fulltext/S1550-4131(17)30489-8?_returnURL=https%3A%2F%2Flinkinghub.elsevier.com%2Fretrieve%2Fpii%2FS1550413117304898%3Fshowall%3Dtrue

https://www.primal-state.de/ketogene-ernaehrung/

www.ib.hu-berlin.de/test/alles.htm

https://www.brain-effect.com/magazin/mitochondrien-zellkraftwerke

https://www.keto-up.de/ketogene-diaet-epilepsie/

http://www.ernaehrung.de/berechnungen/energiebedarf.php

https://www.ratgeber-verbraucherzentrale.de/mediabig/1153212A.pdf

https://ketofix.de/lowcarb-bolognese-sauce-keto-rezept/

https://www.t-online.de/heim-garten/haushaltstipps/id_80915546/diese-kuechentricks-erleichtern-ihnen-das-kochen.html

https://www.deutsche-apotheker-zeitung.de/daz-az/2011/daz-36-2011/ernaehrung-bei-schichtarbeit-essen-zu-unmoeglichen-zeiten

https://www.netdoktor.de/medikamente/melatonin/

https://www.welt.de/wirtschaft/article156456525/Das-Maerchen-vom-wertvollen-Fruehstueck.html

https://www.tomaten-welt.de/wissenswertes/faq/was-leisten-tomaten-fuer-unsere-gesundheit/

https://www.menshealth.de/artikel/die-10-omega-3-haltigsten-fischsorten.109969.html#gallery-9

www.ingramcontent.com/pod-product-compliance
Lightning Source LLC
Chambersburg PA
CBHW080602030426
42336CB00019B/3296